U0121314

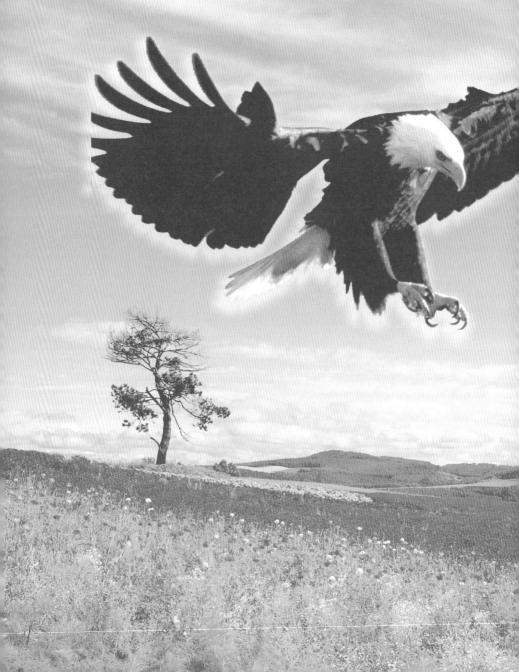

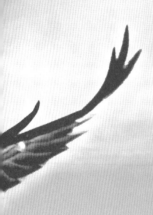

大展好書　好書大展

品嘗好書・冠群可期

壽世養生　34

生命的自性內修
——癌不是絕症

趙憲民　編著

品冠文化出版社

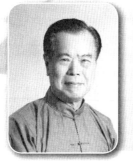

作 者
趙憲民 字 景仁 號 天政子
楊家秘傳太極拳 第五代 弟子
道禪學・金山派 第六代 天字輩傳人

誠摯的提示

傳遞 生命本能訊息—「抗癌康復法門」
～還給大家希望～
—在於「人體老化因子」的化解。

「癌症」—現代生活環境的困擾……
「防癌」在細胞代謝量能的自性健康！

讓維持生命的大部分良性細胞，不再繼續餓肚子～
—『惡性腫瘤』末期也不是絕症！！

「癌」是慢性病變，歸細胞覺性養成運動、勤行內修，
發揮生命代謝量能 產生抗病本能內在氛圍～
即能健康・希望的過每一天 ！

醫療後　‧　堅持「良性細胞」代謝活潑的內在修為！
　─揮別癌症復發陰影～

細胞覺性若無、心性繁複　‧　恆心閱讀必有所得！
　～老子叮嚀；「始於易、修於細」旨要。

『滾石不生苔』　‧　讓全身細胞動起來！在
人人抗衰退、緩老化的內臟組織運動養成。

～也給更多有興趣於細胞生命運動、靜坐內修人士，
　帶來閱讀的喜悅　‧　活得健康、懷抱自在人生！

作者：楊秘太極天政子　識上

秘在 人體生命本能

林景泰・天安子

　　古來道學、醫學或武術內修不分家，解說了人體內在的生命健康道理，應太極拳同門之邀，從道家養生與太極拳術內修角度探討，如何祛病延年、保持健康及避免得癌寫序；能深入全身細胞活性的生命修為，是人體健康、長壽根本。

　　余自幼好武術，憧憬仙踪、道學，十五歲即從少林拳術轉向太極拳，入門楊家秘傳太極拳之一代宗師王延年先生，學習楊家秘拳、追隨　王師近五十年；拳術、醫理、道性內修三者合一，是修道者，尋求健康、長生大道法門之最高標的，其後，余再求學於張步桃中醫師數年，學習基本醫理，食療養生之實用。然而天地茫茫，為求真道，從千萬法門中，歷經追求明師之艱辛，最後，道根落實於金山派　王延年宗師，及崑崙仙宗　劉培中師尊之門下。

　　先賢太極拳術或道學，是男女老幼均可學習之生命健康修為，如拳技入道太極、易理，始於健身、防身、養生及於心靈合一；入道多時，閱歷了人生滄桑、娑婆

人間經驗，方知人身為一小宇宙，如同天地大自然中運行之大宇宙一樣。尤其萬物生化，陰陽消長之活動，也如同身體組織間生理功能一樣，均有成住壞空之結局。

　　但為求長生大道，唯有明白大宇宙間萬物生化之理，體悟內修「道法自然」之準則，以鬆柔極緻於細胞運動、用意不用力之肢體運動，透過呼吸功能、進入舒暢內臟組織之太極運動，加上靜極於自律活絡本然之靜坐法門，雙管齊下，使體內產生各種玄妙磁場來，滋養細胞、修護因年歲退化之組織；也印證了道家之「練精化氣、練氣化神，練神還虛」的正確解說。

　　亦是當意、神、性及三關九竅合一後，就會產生磁場、電能，而使身體百億細胞通透，如果再去吸取天地精華，讓細胞頻率共振，就能產生質能互變、能電相合，達到長生的身心靈合一之玄妙效應。此即佛家「見性」、道家仙宗的「見道」境界，也是《聖經》先知的靈性狀態，腦性「靈明、自在」的智慧展現。

　　因此，總結了身體樂活、不受「癌」困擾，在於自體內在修為、選擇正確的內在運動，學習攝取自然食物及營養食品，與如何排除身體上、心中之精神壓力，在行深於自律本然的靜坐內修，以解除癌症憂心與生命復健，都在書上闡釋非常清楚；只要維持生命的良性細胞，提升代謝生機、健康加分，同步產生「制癌」氛圍，解說了生命復健、抗癌的全新詮釋；希望此書能帶

給 大家健康、快樂，自在的延年益壽境域。

☆本文作者為本門知名大師──

　林景泰（George Lin）老師　道號 天安子

　曾任：台灣楊家秘傳太極拳協會 理事長

　　　　中華民國楊家秘傳太極拳協會 理事長

　　　　林老師 E-mail:tai-master@umail.hinet.net

楊家秘傳太極拳門 教練講習會（Oct. 2005）留影

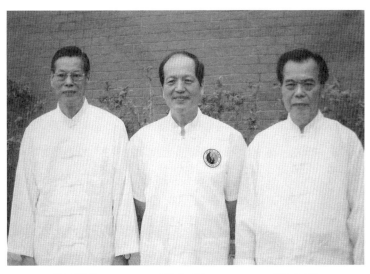

　　　天相子　　　　　天安子　　　　　天政子

楊秘太極‧
金山派道禪靜坐傳承緣起

陳德誠‧天相子

　　本門　金山派開宗祖師　謝樹嘉、道號　玄真子，係龍門派第九代傳人，宗源全真道家、分支自嶗山；謝祖師於鎮江金山寺開派，道、釋合一以金山立名，並以「玄至一無上　天元妙理真……」宗譜輩分衍傳至家師王延年老師；依　宗師道禪、武術傳承宗源：

金山派 傳承：	楊家秘傳太極拳門 傳承：
第一代 祖師：謝樹嘉 道號 玄真子；	第一代 祖師：楊露禪、福魁
第二代 祖師：譚　柏 道號 至明子；	第二代 祖師：楊健，字健侯，號鏡湖
第三代 祖師：左一峯 道號 一塵子；	↓
第四代 師爺：張茂林 道號 無形道人；	↓
第四代 師爺；張欽霖 道號 無畏，也是：	楊露禪秘傳第三代 師祖；
第五代 師父；王延年 道號 上壽子，也是：	楊露禪秘傳第四代 傳人。

　　王延年宗師，自幼喜愛武術，衍承金山派第四代師爺張茂林道功，並經張師爺推介其師弟張欽霖師爺，傳授家師　楊露禪秘傳太極拳術武功，也歸在楊家秘傳太極拳門下。

　　張欽霖祖師的秘傳太極拳術武功，源承自楊露禪祖師三子楊鍵侯祖師之傳授；並將太極內外雙修與釋家禪修、道家性命本然融合為一，本門專長太極拳內家拳術修為，融合道、禪自律本然內修與衍傳；王老師於49年間留台傳授我等第六代「天」字輩金山派傳人，也是楊露禪秘傳太極拳武術第五代入門子弟。

　　古來太極先賢的各種《拳經》旨述，如在落實人體內修時，各門派先行者在網站上或 FB 的解說，常有**「正看是峰、側看是領」**的各自解讀，述而不及的在身心功能中打轉，或較深的及於組織心性功用間摸索，甚或迷失於先賢隱喻、例述中，環繞經文詞句、說文解字，達不到體內自主功用、生命細胞實體的修為，像在寶山門外解說寶藏。

　　惟因老子論述道性德體內修時代，太極先賢著述拳經或各種佛經的自性成佛解說時期，尚無「細胞」名詞、體內各種蛋白質分子的分化說明，或 DNA 機轉突變等生命活動認知；古來許多經書上都以內在功能隱在心意、組織心性現象外圍，比喻、例述內在細胞生命活動現狀。

　　古今人體同樣組構自細胞，體內各種不同功能細

胞，形成了身心活動現狀，如身體、四肢隨意運動外在，產生於體內自主功能、不隨意活動隱在領域，其後，尚有大小器官、功能組織心性功用深層，與全身細胞生命活動，及周邊神經網絡的神經元整合，歸一腦神經中樞、腦皮質各種功能細胞，統合全身生命功用大領域的內修各層面。

楊家秘傳太極拳術，延承了古來《拳經》內在修為功夫，汲取了的先賢心靈內修理念，契合人體組構、體液內在環境新陳代謝功用，各種物質分子濃度差的進出擴散理路，貫通全身細胞的生命本能；如各種蛋白質分子活動、基因的機轉，歸根於細胞活性自覺的解說生命健康。

本書從細胞組構了人體，直解體內自主功能組織與後天意識阻滯，形成代謝衰退的人體老化，與讓大部分弱化的良性細胞代謝活潑，解開癌症病變恐慌，讓人印象深刻；醫學道理在人體中，這及於細胞活性的生命自覺經驗如「良醫」。身心、意識自覺內修，化解心意阻障功用，及於細胞真鬆的修為、養成運動，與自律本然活絡的靜坐內修，直達生命健康的全新旨要，解除癌症病變道理在於勤行復健內修；也是常人抗衰退、緩老化的太極法門。身體健康根本在全身細胞代謝活潑的量能提升，內修理路都在書中章節詳述，值得大家歸覺修持參考、斟酌修行。

☆本文作者為現在的——

台北市楊家秘傳太極拳協會理事長：

陳德誠師兄　道號　天相子。

永久會址：台北市 103 重慶北路一段 875 之 1 號

　　　　　11 樓（圓圓大廈）

電　話：(02)2556-5797　傳　真：(02)2556-5797

E-mail:<tjc.taipei@msa.hinet.net>

王延年宗師　上壽子師尊　遺照(1914-2008)：

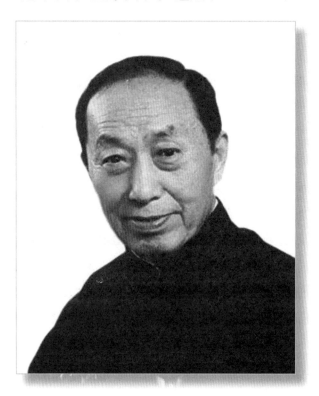

『抗癌』理念

天政子

　　常人隨著年歲的細胞代謝衰退、老化或有病變，始於後天意識形成組織硬化、阻滯，新陳代謝物質分子擴散不佳，細胞吃不飽、生命力減弱的演化。

　　遇上細胞病變，如癌症、惡性腫瘤組織形成時，不管症狀輕重或末期，醫師告知之前，許多人的日常作息，都在生活常態中；這時候，身體的生理功能、細胞的生命力組合現況：

　　體內尚在維持生命功能的良性細胞，比惡性腫瘤組織、癌病變細胞還優勢；所以活動依然、不須臥病。

　　醫師告知「癌」病變之後的現在，開始讓體內大部分良性細胞一方，與較少的癌症組織、病變細胞一方，雙方健康比賽，或如拔河競賽好了！

　　能理解的進入內臟、自主功能組織運動養成，及於全身組織新陳代謝活潑修為，讓維持生命的好細胞吃飽、不再餓肚子，已衰退的良性細胞復健、不被病倒！這掌握「大部分良性細胞一方」的勝算，就是末期的「癌、惡性腫瘤組織」也不是絕症！！

　　本書引述我中華太極先賢內功修為秘訣,以身心、意識自覺入門,直接進入內在自主功能組織養成運動,深入全身功能組織心性自覺修為,漸進清除心理、意識僵化與組織阻障,歸覺在細胞活性、自律本然修為,與內在大小功能意識歸覺靜坐內修,各種意識虛淨、自律神經本能活潑修持,及於全身組織微循環的真鬆、氣血活絡的生機因子啟動;這細胞全面代謝活潑的量能,是生命本能的「良醫」展現。

　　直接在各內臟器官、功能組織病變定點,得法的活絡運動、功法復健,深入組織、細胞生命自覺修持,體液環境氣血活絡,物質分子擴散進出活潑,這細胞外液的氧濃度提升氛圍,與內修機轉熱絡、升溫體液環境,兩者都是癌細胞不喜歡氛圍,直接控制了癌組織生長,與衰退的大部分良性細胞,得到充份的氧分子與營養分子代謝,生命自體抗癌量能提升、已掌握了病症擴散勝算,是本書「自我修為黃金時刻」引述旨要。

　　或如癌症醫療中、臥病床上,以手腳、全身各部位自覺的簡易活動,較長時間持續的歸覺小運動,直達較高的組織運動熱能,例述了臥病中歸覺於體內器官、功能部位運動解說;如厭食的歸覺於腹腔呼吸,在消化官能組織自覺的小運動,促使腸胃蠕動提升消化功用活絡,化解厭食、想吃東西等等。

　　只要有恆心、部位交互持久歸覺的小運動,依此反三的達到身體大部分組織氣血熱絡,耗氧、出汗的運

動效益，改善弱化的良性細胞代謝順暢，一直得到充份供氧與營養補給外，如前述代謝熱絡、升溫與高氧分子濃度氛圍抑制癌症，也是病理學上提示的抗癌良方；這維持生命的持久運動、耗氧，掌握「良性細胞一方」勝算，是末期癌症的贏家之秘，引自老子的「始於易，修於細，終不為大、能成其大」的內修理念。

　　前台灣大學附設醫院病理主任李豐醫師的抗癌經驗：「運動讓人看到明天；不怕（體弱）困難，堅持的運動下去，困難才會走開！」李豐醫師以走路、登山步道等傳統運動，與癌、惡性腫瘤共生，多賺了 30 年的經驗；不能放棄，放棄就是輸家。

　　本著作系列以現代身心醫學常識，細胞分子學知識，介紹了古來太極拳術內功修為，並以老子《道德經》內在經驗的智慧，直接引動體內自律神經活絡、代謝活潑的生機本然修持，消除細胞衰退的後天意識因子，意識狀態歸覺的虛淨，明覺活潑、純覺修持，解除生命本能阻障意識，細胞衰退全面健康的依歸，內在修為時程、修持要領，與經驗提示在各章節都有解說；這自體細胞活性量能提升、抗病的生命本能療法，是現代醫學領域尚無的全新功法。

　　生命領域修持的概念，在於人體組織心性本然，細胞活性自覺本能的知解，每個人的意識狀態與生活習性不相同，歸內在自主功能心性自覺門徑各異，「覺」的清明、若無的隱在，與細胞代謝的自律活絡因子解說不

易，以現代生理解剖的神經網絡，解開古來太極拳術內功，與老子內修經驗的新突破；直接在內臟組織養成運動，歸全身細胞活力的覺性、自覺內修，掌握各種生性病變、年歲的細胞退化恢復；也是人人抗衰退、緩老化的工具書。

作者趙憲民　天政子誠於中的提述

前 言

　　人體組構自細胞 (Cell)，體內不同功能細胞，組織了大小器官、各種功能系統。全身組織的內在環境，物質進出擴散狀態，關係人體中 6-70 兆細胞代謝活潑與否，是人體健康、長壽的關鍵。

　　年歲時序的功能衰退、老化或有病變常態，在於出生後的心理、意識陳積，形成功能組織僵化、氣血阻滯，代謝物質分子進出不活絡，細胞吃不飽、活力日弱；也是西方生理學家說的，意識是人體老化的因子。

　　太極先賢的拳術內修，入門內臟器官、自主功能組織運動養成，與如老子的長生道修、靜坐的健康經驗，深入組織啟動自律活絡因子的生機，全身細胞代謝活潑的延年益壽發展；如太極內功及細胞退化的復健，全身健康細胞的力勁，即《拳經》「節節貫串」的真勁道！

　　又如中華文化流傳的道性德體內修，《道德經》銓述靜坐的內在經驗，禪宗《壇經》的禪修見性，如來《心經》傳授後進「自性內修成佛」精華，或西方《聖經》的靈修，都在解說人體靜態歸覺於靈性修持，自性

純覺活現的健康經典;從經文旨義、著述年代參正,中西先賢本意在於自身內在經驗的傳授,成就了宗教語言或神格化,是後來人為文化的流傳。

癌症是長時間形成的慢性病變,惡瘤組織起源在數年之前,病根在組織部位少數細胞基因突變、惡化;如何使全身組織氣血活絡,細胞代謝日弱的復健,是本書著述的典要。

從「生命修為領域」理解細胞生命實體,內在自主功能組構的整合門徑,知解年歲的老化因子,化解組織僵、硬化,內在真鬆的層面說明,進入「癌症的心情化解」、「抗癌、復健運動」功法,解釋醫療中的康復法門,與臥病中輕量運動、解除癌症厭食效應,以「現在醫療與生命本能的省思」,常人的「防癌、內臟組織運動」,依太極功法深入組織心性、細胞生命運動養成,化解癌症病變的困擾;加上「靜坐內修、生性健康」章節,功能、心性「心意」澄淨的舒解,氣血活絡的及於細胞衰退恢復,是生命健康的全新門道,也是人體抗衰退、緩老化,內修的導讀典要。

行深於細胞生命的動、靜態修持,關係生命自主功能、自律神經活絡本然;大小血管循環隱在,交感、副交感自律機轉,大小神經脈絡相對整合活動,或血液中各種激素調節機能,與細胞通透本然的生命領域;不在常人隨意思想、功能活動作息,或運動的身心體操等外圍層面。

　　古今中外人體組構都相同，以現代生物分子學常識、生理學知識語言，印證老子道學智慧、太極內功經驗，說明古來生命本能的動、靜態內修門道，以身體組織心性自覺運動、靜坐內修，深及細胞生命自覺、健康是本書寫作的特色；綜合了古今中外的生命理念，直解了人體細胞健康、生命本能的全新方向。

　　詮述中的生理學知識，引述自美國密西根大學Arthur J. Vander 教授等人著述，書中詳解了組織生性的生命細胞活動，貫穿了細胞膜電位形成解說；原書名：Human Physiology 7/e.，台灣翻譯為《人體生理學》第七版，由台灣陽明大學生理學研究所潘振澤教授等人編譯，台北合記出版。貫通古今，解說內在健康，帶給更多有興趣於內臟運動、靜坐內修的人士，廣結有緣人、分享歸覺於靈性的生命喜悅，人人得健康、懷抱「真我的自在人生」！

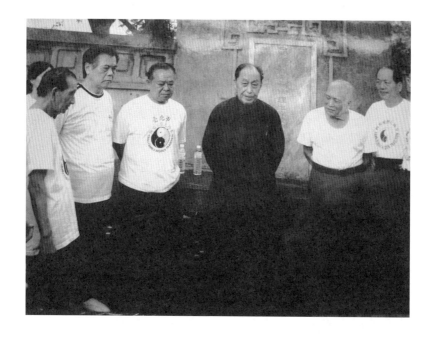

　　楊家秘傳太極拳　師兄弟們領受　宗師道學的神情
（Oct. 2003）。

目 錄

PART 1.

生命修行領域

1. 生命實體

　　人是多細胞組織生物體，生命始於雙親的身體細胞分株，父母各半基因精卵細胞結合的代代傳承，這單一細胞生命體，是形成人體組構的全部，其活性展現是「覺」；之初、唯一細胞體分裂為二，二分為四、為八的分裂開始，倍數類推分裂、複製與生命特化，形成人體 270 種不同功能細胞，組合了全身大小器官、不同功能組織系統；幼兒胎體形成過程中，細胞分裂、生命特化是唯一過程，是細胞生命本能的分化、不是憑空新生。

　　細胞活性的覺，若無、如虛的隱在作用，展現了人體內外功能、器官組織功用，與身心作息、隨意運動外在，或五官表情的隨意表現；常時我們身心感覺、性行的「覺」，若無的存在人的生理、心理活動之中，如虛的存在全身官能組織、展現了內外功能活動外圍；這身觸、心想的向外感覺，或腦內心意、性行微覺的「覺」

是細胞活力表現，身心中若無的「覺」是我們的生命力。

生理學解說體內生態，在發育過程中，大多數的細胞都在更新與凋亡，持續進行分化、週期的更新替代，或如成人的身體中，多數細胞的壽命也只有幾天而已；有一類細胞在形成後，便很少分化，甚或再也不進行分裂，如已分化的神經細胞及各種肌肉細胞。

細胞生性本具各自存活本能，如能量的吸收、代謝，各種分子進出細胞膜的通透功用，種種蛋白質合成等生機作用；體內細胞維持完整的基本活性需求之外，各種功能細胞同時執行一種或多種特化功用，結合周邊組織或系統中其他細胞所執行的活性，共同維持細胞整體需要、穩定的內在體液存活環境，即組織微循環與體液間物質分子擴散進出，促成整體細胞的代謝生存與功用。

現代生理學的定律：「人體中神經、循環、呼吸、消化、泌尿、免疫、肌肉骨骼、內分泌、生殖、外皮等，十大功能系統的整體功用，在體內製造一個穩定的體液、內在環境，使得所有的細胞得以存活與工作。」

人的身心、功能活動外在，始於內在自主功能隱在，深及各器官、功能組織心性功用，與細胞生命作用的根基；如細胞代謝全面活潑，物質分子濃度差擴散進出順暢，體液與微循環互動活絡，引動心血循環的血液提升等生機活潑效應，都在自律功用深層、生命本能隱

在領域；讓常人的身心活動外在、無內顧之憂。

　　全身組織微循環中的體液、細胞外液，是細胞新陳代謝的內在環境，細胞藉由體液中吸收氧及營養分，並將代謝分子排除於其中；如氧分子的供應是呼吸系統、循環系統的功能，呼吸功用將氧分子從外界，經肺泡擴散進入體內，由大小血液循環系統分布到全身組織，供應全身細胞通透作用；並將細胞代謝的二氧化碳分子，帶回肺部排出體外。同時在消化、循環與各種功能激素合作下，外界食物的養分得於供應全身細胞使用，循環系統又將細胞產生的廢物，帶到腎臟、肝臟處理，再排出體外；腎臟功能在調節體內水分，及許多必須礦物質元素、分子含量。

　　人體組織是細胞存活、生命所在；整合神經細胞、纖維突觸端的神氣，微循環與體液、內在環境間的血氣，各種物質分子濃度差的進出擴散活潑，是人的心性功用、生命細胞存活依歸。

　　如生理學家說，成人的微血管總長約 40,000 公里，每條微血管長度只有 1 毫米，內徑只有 5 微米（人的頭髮約 100 微米）；全身微血管的血液流量，只是總血液流量的 5%；能知解歸根自覺、真鬆，及於全身組織、「生命實體」，組織的神氣、血氣活絡，全身細胞不餓肚子、細胞吃飽了，身體健康、沒病變；亦即先賢的「知神氣可以長生」（胎息經）。

　　歸根細胞生命自覺內修「若無」、生命本能解說不

易，依緣本書各章節領會、體悟，「生命之秘」在全身細胞、生命功用的覺性，得緣掌握歸覺、深入勤修，今生健康、自在樂活。

2. 身體功能整合

唯一細胞體的生命分化，形成人體四大類功能細胞：如產生力量及運動的肌肉細胞，產生電氣訊號的神經細胞，皮膚組織、內臟器官表裡的組織細胞，與骨骼、血球的結締組織細胞，組構了我們的身體器官與各種功能組織系統。

過程中，細胞分化的移動、排列，組合成不同功能的肌肉組織，神經組織、表皮組織與結締組織；各種不同功能組織的組構，組成了各種功能器官，如心、肺、腎臟等等器官，與相關功能器官，再連結成各大功能系統。

在西方人體生理上，例述了腎臟組織的形成。四大類細胞組織，以不同比例的片、束、層、管、條狀的形態，組合為功能單位，以管壁上不等量的平滑肌，與結締組織合成的血管，每單層皮膚細胞組成了一系列小管，延伸的神經細胞，靠近肌肉與皮膚細胞，結締組織的寬鬆網絡，交織在其中組成腎元功能單位。並說腎臟是由 200 萬個小腎元組合，所有腎元產生的尿量總合，即是腎臟的尿液功能量。

　　與腎臟、膀胱、輸尿管、尿道等等，組合為泌尿系統之外，尚有其他各種器官，組合前述十大功能系統，生理學者說：

　　「全身各器官、功能系統的活性協調，由內分泌系統產生各種激素，經血液中循環以比較緩慢方式的作用，與神經系統直接快速的控制，兩者聯合全身各功能組織系統，調節整合人體的內在機能，使內在環境自然穩定，全身細胞功能自然活潑、旺盛。」

　　並說明了腦中樞、全身周邊有 43 對神經網絡，其中 31 對脊髓神經傳遞全身訊息，整合身體器官、功能活動的交感神經；即沿脊髓的交感神經束，及 12 對腦神經，是顏面周邊各感官組織的隨意、不隨意使控神經，淚腺、唾液腺活絡及頸部活動經絡等；與腦幹進出的迷走神經，傳出支配咽、喉部的骨骼肌活動，和各內臟器官平滑肌群的抑制，體內各種腺體活絡的副交感神；也是胸、腹腔內臟受體訊息的輸入神經。

　　前述全身周邊內外活動的神經網絡，向腦神經中樞輸入分支外，腦中樞向身體周邊的輸出分支，與其分支端如下：

A.　體神經系統

B.　自主神經系統

　　B1. 交感神經分支

　　B2. 副交感神經分支

　　B3. 腸道神經分支

A項的「體神經系統」，即全身自能使控的運動神經；是單向引動全身的骨骼肌群興奮作用，如身體、四肢隨意使控的骨骼肌群運動或常人的體操，與對外各種感官隨意活動分支端，如顏面感官隨意使控自如的表情現象，都是腦神經中樞單向輸出分支。

B項「自主神經系統」，內在生命自主性功能的神經網絡，交感、副交感神經分支，與腸道神經分支端；是內臟各器官、顏面感官，平滑肌、心肌的收縮、放鬆或刺激、抑制等，相對作用的兩組分支端，主導內在所有官能組織的生命自主功用；對器官組織的作用器交互進行投射，維持各器官、功能組織的自律活絡現狀。

常人都習慣於身心、意識狀態上作息，在身體、四肢的體操、外在運動，如何進入內臟、自主功能養成運動，化解器官、功能組織阻障的意識因子，深入體液、內在環境氣血活絡修為，或心性自覺靜坐、心意澄淨修持，及於全身細胞生命本然活潑，也是覺性混濁意識的澄淨，純覺、靈活與人體健康，是本書詮釋復健主題。

這生命健康修為的門路，在後述神經網絡的內修整合解說。

3. 群性演化、生命時鐘

大自然蘊育了萬物，生生不息的生命力現狀，展現了生物健旺的生命量能。這生命本能的特性，是物種生

性本質的常態，如小豆苗的嫩芽活力，出生動物幼子的生命力旺盛現狀。

但是，旺盛的生命力本能，若無限制的生長發展，例如萬古時代，生命能量強勢的大恐龍，無限制繁殖的生態，受制於生存空間、地球環境的食物有限，終於造成了恐龍物種的滅亡，在 6,600 萬年前結束了恐龍時代；現在還可以找到各種恐龍化石。

受限於自然環境食物鏈的環環相扣，長時間物競天擇、演化，現在還存活於地球上的生物，都存在先天群性演化基因，大小生物的先天意識、社性 DNA 傳承隱在，以生物個體的存活週期，或人的生命壽限進化，確保物種存活延續的條件，換取族群不被淘汰、滅種。

生物的群性生態演進，如弱勢族群的蜜蜂、各種螞蟻，有秩序的族群生態、社性維生，確保物種存活延續，也如許多魚類以大量繁殖，不被吃光的維持族群生存；或如強勢生物的求生活動，常有族群結合的獵食狀態。

人類的社性基因即老子的「仁性」隱在，這先天意識基因向身外延伸，即儒家的中心思想，孔子以「仁」解說人倫社會、邦國理念的外在；人體先天意識展現的「仁性」，不同於內修自性、細胞生命本能；生命自覺內修與「仁性」的互動，在《道德經》第 5、8、18、19 章都有許多例述。

人的生命本能，始自單一細胞分化（cell diffe-

rentiation）、胎兒的形成過程；幼兒的出生，幾乎都
是健康寶寶的常態，具有自強本能的生命力特質，嬰兒
時期的身體組織柔嫩、功能活潑，是生命力最旺盛的時
候。孩提時代，性情如清淨的水質，覺性靈明、純真活
潑，這純覺活潑的狀態，展現了全身組織氣血活絡，細
胞代謝順暢的生命力本能。

　　幼兒體內的先天壽限基因隱在，與生命力本能沒
有衝突，不會影響到生性自強本然的道理；只要全身細
胞代謝活潑、健康的維持不退化，這物種的先天壽限意
識、生理學的「生命時鐘」，就可以不啟動。

　　使人的身體隨著年歲的功能退化，源之於後天意識
蘊積，意識混濁了人的覺性、生性不活潑，意識阻障了
生命力本能，使人體老化、啟動了先天壽限的「生命時
鐘」。

　　成長過程的意識形成、組織僵化，構成常人的意識
習慣活動，將在「後天意識、老化因子」乙節詳解。

　　如何從身體、四肢使控意識層面，常人身心活動、
作息習慣，入門內臟、自主功能組織養成運動，內在覺
性修為及於細胞全面健康；過程是人體意識陳積、老化
因子的靜澄、渙化。

　　深入內在心性自覺進展，內在各層面阻障意識的清
明、覺性純真的恢復，這內修進境直達組織自性本然，
在於維持「穩定的體液、內在環境，使得所有的細胞得
以存活與工作」；內在純覺靈明、細胞代謝活潑的維

持，即生理學上的生命時鐘不啟動。

　　知解入門內臟組織修為，代謝活潑、細胞吃飽了，細胞日弱、退化的漸進恢復，亦即老子傳道的「復歸於嬰兒」內修經驗；細胞退化的全面復健，是人體內在修為的主旨。

4. 細胞吃飽了、人體健康

　　常人身體壯年之後、隨著年歲，內臟器官功能都在退化；如組織微血管阻滯、微循環流通不佳。現在生活中的許多「節目」，都在介紹養生、講究吃好，迎合大眾心意需求認知；不知內在消化功能衰退、吸收機制不良，吃了養生餐、美食，餵飽了身體的肚子，營養分不及於細胞代謝，如微循環、體液間擴散不佳，體內細胞繼續在叫餓！細胞餓肚子、養不了生，退化依然、老化依舊，吃了養生美食、健康不了！

　　身體組織微循環與體液的內在環境，是細胞共生的生命所在，組織氣血活絡、物質進出順暢與否，關係細胞存活資源、生命功能的正常發揮；體內每個細胞都有自行存活的基本功能，在細胞外液的物質分子通透、細胞膜的進出移動，能量吸取、代謝活動，各種蛋白質合成等，細胞個別維持完整與存活需求。各種功能細胞的生命本能，同時執行全身功能系統活動，共同維持內在環境恆定，展現了人體功能活潑現狀。

　　生理學者指出，人體細胞大部分都有自我調節的功能，以細胞的複製、分化，來維持體內恆定的必然性外，具有先天性細胞自我凋亡功能，扮演重要角色；如對發育中個體的成長，或去除不受歡迎的如癌化細胞等。幾乎所有的細胞體中，都帶有非活性化的凋亡酵素，由鄰近細胞、激素，及細胞外液間質提供大量的「存活訊息」所維持；若有質變細胞時，鄰近細胞、體液間質不再發給「存活訊息」，如病變細胞體的內在酵素被活化，開始在細胞體內部自我分解，過程中細胞膜仍保持完整，使內含有害異物不致散開，凋亡的細胞會發出訊息，吸引鄰近免疫的巨噬細胞，將其吞食、分解病變細胞體等等解說。

　　如癌化細胞在身體中是相當常見的，醫學研究資料說，每人每天身體中都會長出十個、八個癌細胞，只是，體內如前的完善免疫功用，將蛋白質基因組合順序異常的病變細胞，消滅於功能本然之中，不影響人體健康生活。

　　若細胞衰退、身體功能減弱，內在環境不恆定，或有外來病毒、細菌影響，某些分泌信使、抑制有誤，引發細胞不正常的凋亡造成退化的疾病，如骨質疏鬆症；或蓋過存活的訊息造成疾病，如癌細胞酵素不活化的分裂、生成癌組織的惡性腫瘤。

　　人的身心功能，體內生理協調、控制機能，對抗外在環境壓力的功效逐漸消失、退化，原因來自生性的意

識陳積；各功能、組織層面的意識蘊存，牽制、阻礙了生性本然及功能活動，意識的變動左右了人的身心功能動向，如人的思念、情緒變化，喜、怒變動影響生理功用；不同功能意識活動，在體內產生意識流，形成相互干擾、阻滯，如心血管道組織趨向硬化，組織微血管阻滯、微循環氣血不順，影響細胞代謝活潑，使各種功能細胞的本能活力受限制，如免疫細胞減弱、自然抵抗力衰退，心血組織細胞退化、內在平衡機制失控等等。

人體大小意識流干擾、阻礙，使體液內在環境不穩定，細胞新陳代謝不良；細胞吃不飽、營養不良，代謝物質清理不乾淨，氧化自由基的陳積，破壞 DNA 序列造成細胞突變，或如不分裂的長壽細胞累積了許多待修補的基因突變，都是細胞衰退、功能減弱，人體老化的機轉因子趨向不健康，或產生各種功能病變、生性病症；使人體功能依隨時間、年歲往老化方向移動。

平時生活的種種意識形成習慣，如體內每一環節組織的阻滯，小部位體液營養擴散不張，細胞日弱、 DNA 受損，都會使人生病、退化。

尤其是現代文明與科技發達，生活步調緊張，更多心理病患，如失眠、精神耗弱或情緒煩悶，都是大家都有過的經歷，不管社會地位高低、生活條件好壞，幾乎內心都有苦惱的意識存在，意識使細胞吃不飽、功能弱化與病變。組織不活絡、代謝不活潑，趨向先天的壽限生態發展。

　　歸覺於內臟、自主功能意識自覺修持，意識阻障的靜澄、虛淨深入，細胞覺性混濁徐清、生命阻障舒解；直達組織活絡的真鬆發展，細胞得到充分代謝的生機，細胞吃飽了、退化漸進的恢復。

　　亦即細胞代謝活潑、代謝物質濃度提升，引動體液、內在環境的擴散需求，帶動心血循環流量升高的生機效應；人體功能漸進健康。

　　這身心、意識歸覺內修入門，是常人抗衰退、緩老化的生命學問，細胞 DNA 不受損的提升，或有生性病變康復修為，不能不知解的重要新課題。

5. 後天意識、老化因子

　　前面述及幼兒出生，幾乎都是健康寶寶的生命常態。解說了幼小時後全身細胞健旺的生命力本質，嬰兒生性純覺活現，身體組織柔嫩、氣血順暢，細胞新陳代謝活潑。

　　腦神經中樞、統合皮質細胞靈明，展現了自性純真的本我，即孩提時期的生命健康現狀。

(1) 意識形成與老化

　　出生後的生性向外活動，與成長環境、外在周遭因素互動，人的心理影響生理機轉的演化，如成長過程的朋比、競生壓力，喜、怒、哀、樂情愫環環相扣，地域

不同、天候變遷各異或有病變經歷，知、情、欲的發展左右了心性素質，使人體內外功能、內臟組織，細胞純覺活性的各層面，蘊積了種種後天情愫、意識，轉變了身體內外、隱顯功能與組織心性機能功用。

　　人體生理功能、心性本然覺性，混濁了生長過程的意識經歷，也形成一般人的身心、功能組織習性，意識體向外活動的身心習慣現狀。

　　全身大小器官、功能與各組織心性，深及細胞生命都陳積了意識，也是生理、心理漸進的成熟，功能意志強壯、組織心性堅定的提升，老子以「物壯則老」詮釋之，當然也與生存的地心引力狀態有關係。

　　原本柔嫩組織的僵、硬化，壯年之後的組織微循環遞減，體液物質分子濃度差的擴散流暢下降，代謝日弱的傾向氣血活絡阻滯，細胞功用不活潑，即是年歲的功能衰退、人體老化發展；或如感官敏覺的意識混濁，各種感官功能遲緩展現。

　　體內各器官、功能組織生性，體液、內在環境，是生命自律功用、潛在意識領域，自主功能隱在大小意識活動，如交感、副交感神經整合意識的相對互動，大小血管、動靜脈循環的相對流通，組織心性功用的神氣、血氣等脈絡繁複，有如都市的大街小巷、人車物流，各種大小相對流量活動。

　　內在意氣相互干擾、血流的通暢與否，如交通號誌有點不靈，馬路阻車、不順暢，即某部位的功能組織、

細胞生活社區，物資、垃圾車進出不流暢，物資進不來細胞吃不飽、功能日弱，代謝物沒清乾淨，如社區堆滿垃圾的髒亂，形成常人體的腰酸背痛現象。

這後天的心理、意識陳積，形成人體內在各種功能意識活動的意識流，也是大小自主功能組織，功用的相互干擾、阻礙，使身體肌膚、筋骨脈絡組織失去彈性，因意識僵化、組織微血管阻滯的循環減弱，細胞活力本然受限、傾向阻礙，生命本能發揮不出來，功能衰退或有病變；即西方生理學上的意識是人體老化的因子。

如佛家解說意識、業障，各種意識蘊積，形成自眼、耳、鼻、舌、身觸五種感官，與內在心意「陰」含於覺性，亦即「色、受、想、行、識」五陰意識陳積在生性中，形成人的身心、意識活動常態。

如眼見、耳聞、鼻嗅、舌所嘗，與身體觸感、心意知受的「色蘊」狀態，與腦內接納的快樂、痛苦感受的「受蘊」，腦中所思、所慮等執著，念念不斷、遷流不定的「想蘊」，或各種感官傳達的知情欲狀態，善惡行為意識活動痕跡的「行蘊」；或如「五蘊」的情緒變化，形成了喜怒哀樂的「識蘊」等「六識」狀態解說；或整合腦幹、統合大腦中樞深層等等。

人體意識蘊存，展現了常人的意識活動現狀，常時的情緒起伏、感情好壞變動，都是意識狀態、心意性行的「有」，源自隱在細胞作用、覺性若「無」的展現，也是，老子在《道德經》的「有、無」引喻；生命覺性

展現的意識狀態，如《大般若經》：「色如聚沫、受如水泡、想如陽燄、行如芭蕉、識如幻事。」所形容的各種意識現象。

人體的後天意識，形成自出生後的心性陳積，蘊存於若「無」的細胞覺性層面，形成人體身心、功能意識活動習慣，意識阻障了人體組織生性活絡，細胞代謝不活潑、退化；細胞活力、「覺」的隱在，展現了人體意識、心性活動狀態，歸「覺」是化解意識老化因子的內修根基。

每個人的成長環境不同，經歷因素、生活過程也各異，不同意識陳積、展現各異的身心健康現狀，意識狀態如人的臉部輪廓、臉相都不相同；也是人人不同的生活意識習慣，養成了常人各異的意識狀態，與心性行為活動習慣，即是佛家解說的「眾生相」。

(2) 意識混濁了生性的覺

幼小純覺活潑的細胞生性，混濁了後天意識、阻障了細胞活力；內在修為在減除意識的老化因子，生理自律機能活絡，細胞生命力的恢復，自然生命本能的發揮；展現自性純覺活現的健康狀態。

常人作息的身心、功能意識活動，外在的身體、四肢隨意運動，與顏面感官表情肌群的隨意展現，或主導腦中樞知情欲心智，腦心念慮、思緒不停，都是功能意識淺層的外在現象。

　　這些常時的意識活動習慣，源於內在自主功能隱在意識大領域；如全身周邊組織心性功用，整合於神經網絡，沿脊髓的中間神元，歸在腦幹、統合於大腦皮質意識中樞，腦心活動深層尚有腦組織心性，統合全身組織心性功用，與全身細胞生命功用整合隱在深層。

　　後天意識的陳積，深及組織體液的心性作用深層，阻障各種功能細胞活性；常人習慣於前述的心智層面活動，在各種意識習慣作息，或在隨意使控的骨骼肌運動，身體、四肢做體操，健康不及於細胞生命活潑，或內臟大小器官、自主功能組織活絡效用。

　　以人的內在生命向外解說，全身細胞活力的「覺」，整合於神經網絡、歸一統合於腦皮質中樞，各種神經細胞整合身心功用；全身組織心性、不隨意功用深層，自主功能意識隱在領域內層，展現了身心外在隨意作息、身肢隨意運動現象。

　　全身細胞活性的「覺」，組織心性、隱顯功能意識，與統合腦中樞功用，上下一體、內外層面同步功用；這感覺的覺，各種心意、志向，與內外功能力勁同體，展現了人的身心活動狀態；健康須歸覺於生命層面修行，若在心意、功能力勁上作為，是外在體能的訓練、體操。

　　身體周邊觸覺、內外感知的覺，或內臟官能惟微覺知，腦心知覺的「覺」，都是細胞活性的生命力展現；惟覺能在內臟、功能意識與組織心性，及統合腦中樞上

下暢行無阻；也展現了意識混濁了細胞活性的「覺」、
阻障了人的生命力。

　　人體健康在全身細胞生命力的發揮。鬆及於全身
細胞、「無極」的生命運動養成，是太極先賢拳術的內
在修為；老子的靜坐內修經驗，是意識的靜澄、虛淨，
歸覺的純清修持，深入自律活絡因子本然機轉，啟動細
胞全面代謝活潑的生機發展；都須化解人體內外意識組
障，歸覺於細胞的真鬆修持，人體內外功能意識、隱顯
層面繁複，在下節說明。

　　將成長期間的生活經驗、意識習慣，腦心存念在過
往情仇、事務，或懷念於經歷緒趣中、不得清靜，歸腦
皮質中樞自覺修持；亦即如來《心經》的「行深」於腦
皮質統合自覺內修要門；惟微的覺、若無如虛，生命自
覺內修不易，也沒有共同語言，有緣自悟、自覺勤修者
得之。

(3) 隱、顯意識層面

　　身體功能整合乙節（參見 52 頁），解說了腦中樞
向全身周邊內外活動的神經網絡。如體神經系統的輸出
分支端，身體自能使控活動、運動神經，也是常人身
體、四肢隨意使控的神經意識，與顏面感官的表情意
識，都是隨意使控、作息活動的淺層意識展現範圍。

　　這些身心展現的意識顯層，源之於體內自主功能意
識隱在大領域，自律神經網絡、各分支端的整合，全身

組織心性功用、細胞生命作用等後層，歸於腦神經中樞統合身心內外的深層；都是內在修為的隱在意識、心性大領域。

體內自主神經系統，交感的興奮、副交感的抑制，與腸道神經分支，整合內臟官能組織平滑肌、心肌的活動，生命自律的神經網絡意識隱層，歸脊髓中間神經元整合於腦幹，歸一腦神經中樞的心意統合深層，維持各器官、功能組織的自律神經活絡現狀。也是內在不隨意使控的隱在自主神經意識自覺深入，行深於大腦「無上」統合細胞生命自覺運動，與道性德體的靜坐、生命自覺修持。

人體內外功能、隱顯意識活動一體，知解外在身肢、隨意使控的體神經意識，顏面感官表情的隨意肌群神經意識活動，及腦心的知識、情愫、思緒活動的意識淺層，從這些感知的隨意層面、使控活動的意識表層都放鬆，歸在各自部位、感官組織，自主神經整合的意識自覺，是內臟運動養成、入門內在修為的各自部位門戶；亦即，全身各部位隨意運動肌群、使控意識活動的骨骼肌，與內臟平滑肌、心肌自主活動，不隨意肌群的隱、顯意識同步自覺內修。

這身心使控意識淺層，歸於內在自主活動的隱在功能意識體自覺入門，直接歸覺於細胞活性，帶動組織心性、全身功能意識靜澄，緩慢的內外同步、全身細胞運動養成；也是太極運動的「內外雙修」時程旨要。

人的身心、功能意識活動，沿神經網絡整合於腦幹，歸一大腦皮質統合中樞，自覺內修若無，緣在自覺體悟、知解內修。

全身內外功能組織的隱顯意識活動，與深層的心、性趨向細胞生命功用，都在腦神經中樞統合的神性；歸大腦皮質統合細胞群，「行深」的生命自覺、「神還虛」，生命統合、自性本我靈明，純覺活現的真性展現。

人的智慧、靈性、先知，這些生命深層後方討論。

6. 心性、細胞本體

人體內在修為在組織心性層面深入，太極拳術的內臟組織養成運動，道性、德體靜坐內修，自性成佛禪修，都須沿內心、紛紜思緒意識靜澄，心理、生理並進的在細胞活性自覺修持。

周邊組織心性、整合神經網絡歸腦中樞，腦皮質統合全身組織心性自覺修為、養成新習慣；在全身組織的心性功用，關係惟微心意阻滯的虛淨，代謝活絡因子的自律本然啟動，微循環與體液間的物質擴散活潑的生機展現，心血管血流量提升、循環全身的機轉效應，及行深於腦皮質中樞統合生命自覺時程，統合腦性純覺活現的見道、見性發展。

身心、內外功能意識活動，組織心性、細胞生命本

然，層面繁複、功用重疊，深入理解、細心貫通的自覺修持，如在字面上的「身心」含括了生理、心理層面，不同心意、內心的心，或腦意念中心、腦中樞生理統合中樞的心，字義有別的同時展現，若能同步自覺內修、掌握內涵覺悟深入是上策。

(1)「心」的層面

體內各種功能細胞活性的覺，若無的隱在全身內外官能、上下組織心性活動之中，覺、生命活力形成了內心意志、行為活動，常人的各種意識狀態，展現了身體健康現狀。古來道家先賢的修道，從人體外在隨意活動層面，內在自主功能意識隱層，與組織心性、細胞功用整合於腦中樞「道心」，概說了細胞生命與隱、顯心意如下：

●「人心」：

人體隨意使控活動的淺層意識，如前節述及的身體、四肢的骨骼肌運動，身觸、顏面感官隨意肌群表情活動，腦意識中樞的心智活動，如腦內的知情欲、念慮諸緒，都是常人生活作息的意識活動現象，也是人體意識表層現狀。

生理學常識來說，常人肢體意志、隨意活動，腦內的念慮、知情意層面，與展現的喜怒哀樂、學習與回憶的心智活動現象，都是向外求生行為、作息的「人心」意識；只是自主功能意識、「天心」潛在的浮出表現。

●「天心」：

內在自主功能意識隱在，有內臟的大小器官、功能組織的平滑肌群、心肌的不隨意活動，自律神經網絡整合意識，周邊神經纖維、脊髓的中間神元意識，整合於腦幹、統合於腦神經中樞意識中心；內在修為的自主功能意識隱在大領域，內修開始於「天心」全面自覺的一門深入。

身體內臟、官能組織活動，顏面感官組織活動，是生命自主、自律神經隱在功用；這平時感知不到的內在「天心」領域，也是我們不能用心、使意指揮的內在自律活動領域；是生命自主性神經整合於腦中樞「道心」，也是常人最需要運動的內臟器官、自主功能組織大領域。

●「道心」：

統合人體生命意志活動的腦中樞深層，人的心意、道性整合靈樞；老子的道性、德體內修中樞，德體是修道者的身體，全身細胞生命活動的統合中心。

「見道」等同於佛家見性、成佛的智慧，即《心經》的「行深般若波羅蜜多時」修程，與《聖經》靈修的基督、先知所在。人體周邊、內外官能組織，全身細胞活力，沿神經網絡、脊髓中間神經元，整合於腦幹、歸一大腦統合全身心性；如腦皮質組織億兆的各種統合功能細胞，以不同方式列組功能區塊，神經網絡整合全身各種功能組織、細胞生命活動。

以上，人心、天心、道心各層面的活動一體，全身組織心性功用同步；亦即全身細胞的生命活動展現。身體各層面的心意自覺入門，進階組織心性自覺的一門深入修持，及於生命細胞健康之秘是真道。

每個人的人心狀態不相同，天心整合於道心自覺路徑也各異；歸覺、行深於腦細胞純覺活現，統合道性的真我妙境知見。

(2) 生命健康門道

生理學者解說「十大功能系統的整體功用，在體內製造一個穩定的體液、內在環境，使得所有的細胞得以存活與工作」(01. 生命實體)。

實際上，是全身細胞生命共生體，細胞活力本然、「覺」性作用隱在，展現了人體「十大功能系統的整體功用」；是生命在指揮神經系統，整合大小器官、各種功能活動的展現。

人體各種情緒表現，常時身心、行為活動，或身體四肢體操、運動，產生自內在的自主功能意識潛層，我們感知不到的內臟功能意識隱在領域，其後尚有腦、脊髓中樞組織心性，腦皮質統合本體深層、全身細胞生命功用；深及全身細胞代謝活潑的太極運動，歸覺於細胞活性、自覺靜坐內修，是人體動、靜內修生命健康的兩個門道。

生命力的覺、若無的隱在作用，形成了人體大小功

能、性行向外的活動狀態。意識混濁了覺性、架構了體內各種大小功能意識體層次，心理、意識與生理機轉，及組織心性同體互動。

　　心理影響生理的過程，是大家都有過的經歷，如當有憂慮或生氣時，外在顯出不耐煩、有人甚至會暴跳，體內血管緊縮、胃酸大量分泌，或吃不下飯，甚或發生胃痛、胃病等現象；或喜、樂事的時候，心舒神怡、食慾大開，或如喜極而泣等外在意識狀態展現。

　　全身細胞活力的「覺」，組織心性、隱顯功能意識，與統合腦中樞功用，上下一體、內外層面同步功用；這感覺的覺，各種心意、志向，與內外功能力勁，同體展現了人體的身心活動狀態。

　　歸覺是生命健康內修要門，心理、生理與組織心性同體，變化兩面、展現兩極動向；如靜坐中，統合腦心的念慮、思緒，歸腦意根心性自覺時，道心的定、淨發展，腦液的葡萄糖活絡、中樞神經細胞活潑，腦皮質各種功能細胞群的腺體活絡，引動口腔唾液湧現景象；行深腦細胞生命自覺發展，是腦性純真、見道性之鑰，啟動周邊組織、細胞退化復健後程之所在。

　　人體內外功能意識自覺養成，進入內臟、自主功能組織的運動新習慣，歸覺真鬆的及於全身組織微循環，物質分子擴散活潑的細胞生命運動，是作者延承了「楊家秘傳太極拳」先師授業、體悟，進階細胞生命體運動的新詮釋。

如太極拳架式的緩慢運動，與刀、劍、棍、棒的由內而外、緩慢修為，旨要在於使控功能意識虛放、內臟意識自覺運動養成。

將全身心性整合於腦、脊髓中樞自覺修行，過程是各層面意識的靜澄、虛淨，漸進歸於組織自覺、細胞代謝活潑；或如腹式呼吸泵，腰部下體組織運動的肌肉泵，都是常人歸覺真鬆、養成氣血活絡要門。

若只在心意、功能力勁作為，於身體、四肢外在運動、體操，對內臟組織功用僅是牽連性部位的運動，不及於細胞全面代謝活潑；人的生命健康在於體內良性細胞，與病變細胞的 DNA 消長。

如何以意識自覺修持，開啟內臟組織全面運動之門，須從全身功能組織、心性活動一體認知開始，趨向組織擴散本然活絡、細胞全面活潑進程修持；直達全身細胞基因優勝與維持，人體已在「抗衰退、緩老化」道上的健康發展。

(3) 太極運動、靜坐健康

●人體健康在於細胞退化的恢復

人心放鬆與天心的自主功能不隨意狀態，歸合組織心性、整合於神經網絡，沿脊髓、中間神經元，整合於腦幹、統合於腦中心；是人體內修隱在的各層面。

全身周邊各自主神經分支端活動，是我們不能使控、或許還不能感知的自律功能意識範圍，與組織心性

層面、細胞生命內層，整合於神經中樞的道心，各種腦神經統合細胞深層；這些內在修為層面歸合腦心整合自覺修持。

●太極拳術內修在於細胞全面代謝活潑

始於身心內外、組織心性自覺修為，一體同步放鬆的運動養成，漸進擴及全身細胞代謝活潑、組織全面氣血活絡。

如何能從內臟局部運動、修為發展，心血管循環提升的血流量，擴及組織微循環、全身代謝功用，也是後面章節要表達的進入內臟組織運動、防癌效益。

如靜脈的常態血液 60％，大部分留滯腹腔中，經腹腔內臟、腸道的平滑肌群運動的鬆縮，形成腹腔呼吸「幫浦」作用，或雙腿運動的肌肉泵，都是大大提升 15％動脈血流常態的妙徑；在組織心性自覺的鬆放效應，微循環活絡源源不斷擴大，內在環境物質擴散活潑，細胞不用餓肚子、細胞退化的改善，直達細胞全面恢復活潑、健康，是自我改造系列的內在修為，進入內臟組織運動養成的旨要。

●內修門道在自覺深入

在人體功能意識中隱在「覺性」、生命力本然，沒有外在主觀使用名稱，細胞活力的「覺」存在全身內外，如身觸感覺的惟微覺知、若無如虛，佛家說：「如空」、又「似空非空」喻述，老子以「無」名之。

在人體組織體液、內在環境的恆定機制，是全身

細胞新陳代謝的生命活動所在，細胞活性的「覺」、無形象的隱在作用，統合腦中樞的明覺常態、真我隱在，展現了人的身心、各種功能意識活動現狀的「有」；即老子的「有、無」內修經驗開講，引述解說自性本我內修。

● 老子在《道德經》的引喻

人體內在各種大小器官、功能系統，形成了大小不同功能意識中心，有如國家的大小諸侯林立全身，統合在腦組織中樞「道心」的「王」之下，如靜坐內修時，維持腦中樞道心自覺、統合腦皮質隱在作用；即各大器官、功能意識系統的「侯」、腦中樞「道心」的「王」，全面心性自覺等持內修。

這也是周邊各官能組織、大小意識活動的意識現象，歸在組織本體心性自覺運動修為，局部組織覺性清明、自律代謝活絡因子活潑，帶動微循環活絡、擴展心血循環層面，形成大小動、靜脈血流提升等生機活絡發展。

這些內在運動、靜坐內修，體內大小功能意識的自然調適、意識澄淨的轉化發展，如體內某部位組織悶然、痛癢意識現象，都會自然平息、轉化的自在發展。

● 如在靜坐內修上

腦中樞道心、周邊組織心性自覺內修，身體細胞傾向全面活潑、穩定，是身心健康根本所在；腦性道心、統合周邊心性自覺修持，消除功能組織僵化，全身組織

漸進寬廣、鬆大，歸根全身細胞覺性、生命自覺發展，「覺」的清純、活潑展現，亦即「天下將自定」（道德經 37 章） 的內在境界；解說心性內在的細胞覺性，與功能意識活動的處理要領。

●或如人的欲念

「欲」，是人體健康、有能量的廣義表現，如做好事或做壞事的衝勁；欲的根源始於統合腦性，是腦中樞產生的衝動，想要有所作為的念頭。

古來常有用意作為教習靜坐內修，用心、使意化解人的情慾是誤導；「欲」根源在覺、生性能量。如情慾狀態的功能化解，將情慾衝動現象，歸根相關功能組織自覺，沿神經網絡上通大腦皮質，統合功能中樞自覺修持，「欲」的衝動自然淡化、解開情慾衝動狀態。

靜坐深入自性本然狀態修程，統合腦性本能的將負面情慾或各種欲念，轉化向其他功用、如仁性發展；內修有成的自在、如如的轉化，歸根純覺活潑的真我，也是如來佛的內在自性、本我。

●在宗教經典上

如《佛經》梵文的「般若」譯為智慧，是生命純覺、靈明活潑，腦性「純真、靈覺活現」境界；超越了常人意識通達的知識。常時說某人知識通達、很聰明，僅在心意應變靈活；外在感官的眼看、耳聞、鼻香、舌味敏銳，身觸、內在心意敏捷的意識現象。

內修歷經意識阻障的層層清淨，也是《聖經》中的

放下意識重擔，生性清純活潑發展；或渡過意識大海的內在層層修持，到達細胞覺性全面清明淨地。這純覺、靈明的「波羅蜜多」彼岸，即《聖經》的聖靈、基督先知的位階。

●腦性靈明、自在

腦性清明如鏡的內省力，腦體純覺自在、外於意念諸趣現象；超越了常人的一切意識執著苦難，如人的生、老、病、死、怨、愛，或達不到欲望的煩惱、痛苦，等等「一切苦厄」（心經）。

解除了人生的意識層面一時、非常態的苦難感受，統合腦性靈明、自在本然的俱足狀態；腦體本然、了達不著於意相，等同老子的「無生死之念」煩惱。

7. 內修整合門路

人體周邊、內外功能隱顯意識活動，組織心性隱在功用、細胞生命機轉，由周身神經網絡，沿脊髓通路、中間神經元，神經網絡整合於腦幹，統合於大腦皮質生命中樞；與古來任、督二脈歸合解說內在修為路經。是太極的丹田吐納、腹式呼吸，入門內臟組織養成運動，與靜坐內修的生機起動，深入心性本然修持的整合門路，及於細胞生性健康，生命自覺「一動一靜」的內修門徑解說。

全身各種不同功能細胞，存活在各組織體液、內在

環境中，細胞活性本能的修為，在於後天意識靜澄、虛淨的化解阻障，細胞代謝本然機能的漸進提升，歸合大腦皮質統合神經細胞群、生命自覺修程，即古來太極內修的神拳發展，老子的道性德體內修，腦性靈明、純覺活現的「見道」。

　　本節依緣現代生理解剖的神經網絡整合，以圖表展現中樞神經統合全身，說明體內快速神經電位傳導，是歷來內在修為門路解說、有所本的全新突破。

(1) 腦神經路徑

　　大腦皮質的神經中樞，統合周邊神經網絡，整合「整體功用」，是內在修為的好依緣；先將 12 對「腦神經」編號、隱顯功用列表解說，也是統合腦心自覺修持，深入腦血管屏障（blood‑brain barrier（BBB））的「見道、見性」門徑；其中「Ｘ.迷走神經」的副交感神經各端，即古來的「任脈」各內臟領域，也解開了先賢經驗的許多經絡迷團。

12對「腦神經」的功用解說一覽：

編號	名　稱	神經纖維	隱、顯功用解說
I.	嗅神經	傳入	不是真神經，將嗅覺受體的訊息傳入上皮質神經統合中樞。
II.	視神經	傳入	不是真神經，將眼球受體的訊息傳入皮質統合中樞。

編號	名稱	神經纖維	隱、顯功用解說
III.	動眼神經	傳出	支配眼球向上、向下及向內外側轉動，與眼皮上抬的骨骼肌活動；使瞳孔收縮及改變晶體形狀的近觀、遠視。
		傳入	來自肌肉受體訊息的輸入。
IV.	滑車神經	傳出	眼球向下及外側轉動的骨骼肌支配。
		傳入	來自肌肉受體訊息的輸入。
V.	三叉神經	傳出	咀嚼活動的骨骼肌支配。
		傳入	來自皮膚受體訊息；顏面、鼻、口腔骨骼肌，與齒槽訊息。
VI.	外旋神經	傳出	眼球向外轉動的骨骼肌支配。
		傳入	來自肌肉受體的訊息。
VII.	顏面神經	傳出	負責臉部表情、吞嚥動作的骨骼肌活動；支配鼻、顎部與及淚腺、唾液腺活絡。
		傳入	舌頭前端及口腔味蕾訊息輸入。
VIII.	前庭耳窩神經	傳入	耳內受體聽覺傳導。
IX.	舌咽神經	傳出	支配吞嚥的骨骼肌與腮下唾液腺。
		傳入	來自舌頭後端味蕾，及聽道皮膚受體的訊息。

編號	名　稱	神經纖維	隱、顯功用解説
X.	迷走神經（任脈）	傳出	支配咽、喉部的骨骼肌，以及心臟、肺臟、胃、小腸、大腸平滑肌與腺體活動、副交感神經分支端。
		傳入	前述胸、腹腔內臟受體的訊息輸入。
XI.	副神經	傳出	支配頸部骨骼肌活動。
XII.	舌下神經	傳出	舌頭骨骼肌活動。

　　顏面周邊各感官組織，隨意、不隨意使控神經，如視、嗅神經、顏面吞嚥，或耳窩受體聽覺，舌咽的唾液腺活絡及頸部活動經絡，都是直覺腦性「行深（心經）」要門。如延腦的迷走神經，傳出支配咽、喉骨骼肌活動，和各內臟器官平滑肌群的抑制，體內各種腺體活絡神經，也是胸、腹腔的五臟六腑訊息輸入，古來「任脈」大領域修持路徑，中、下丹田各內臟自覺修持，鬆解的內修要道。

（2）官能活絡圖

　　將現代生理學的交感、副交感神經網絡，與古來任、督二脈路徑，在身體器官、功能作用展現，解開了內在修為的經絡，供習學者，內修自覺路徑開展有所本。其中，交感神經、「督脈」的興奮功用，內心興奮的交感神經網絡，與體神經、運動神經分支端，隨意活

動同領域、比較明顯，古來內修先賢以「盜」引喻之；腦幹分出的副交感神經，有顏面各感官分支，與從延腦部位分出的「X.迷走神經」，是體內器官副交感抑制、「任脈」深隱若「賊」比喻，關係心、肺循環，消化功用要項，各官能組織歸覺、真鬆修行要道，如 57 頁圖。

統合腦中樞、生命自主的交感神經（*左側*），脊髓內側、各神經節貫串的「督脈」，與副交感各分支（*右側*），從腦幹的延腦部位分出的「（X） 迷走神經」，直達胸腔的心、肺，與腹腔的胃、大小腸，五條抑制神經分支隱在，是丹田吐納內修的「任脈」要道！關係人體的呼吸、消化、心肺、血液循環等系統，各主要功能健康的脈絡路徑。

列出各神經的節前、節後纖維，讓內臟運動、靜坐內修，及於全身自性的習學者，了然於器官、功能組織，與各領域的神經網路整合；對統合全身腦神經中樞，與周邊內在上、下部位自覺修持，或三丹田內修、門徑活絡起始，及歸一於腦中樞皮質的「行深」自覺修持——大有助益！

自主神經系統的交感、副交感，與腸道分支的神經活動，代表的內臟器官、生命自律功能意識隱在，在後面會提到的自主領域的修持，是人體不能隨意使控、不能感知，或有微微覺知的內在功能作用隱層。

這身體周邊隱在功能意識活動若無，也是老子以

人體任督──官能活絡圖

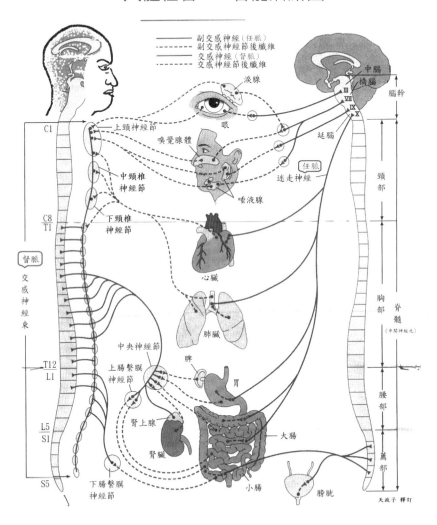

天玫子　釋訂

　　圖中簡化，腹腔的上、下腸繫膜神經節，右側也有、未顯出；交感神經束通肝臟、血管、皮膚腺體的神經纖維，網絡繁複、未能顯示。

「無」舉述的內修範圍，與周邊體神經系、隨意使控意識，腦內思想、念慮與知識活動的「有」，老子以「常有、常無」解說內修開始，以現代說法，即身心、意識歸覺深入，各內臟組織心性自覺若無的養成運動，與靜坐內修的有、無發展；漸進歸覺於細胞活性，統合於腦神經中樞歸覺「行深」修持同指，只是隱、顯程度不一，微覺、明覺的進展，亦即「無、有」展現發展。

(3) 古來的「任、督領域」

交感神經纖維，沿腦、脊髓的胸部椎骨（T1-T12），與腰部骨節（L1、L2）離開脊髓，貫串的平行於整個脊髓、中脈上下端，亦即古來的「督脈」、交感神經束，形成各神經節的節前神經纖維；上頸神經節的節後分支，上通顏面各感官交感纖維，及上、中、下頸神經節的節後纖維，整合胸腔、中丹田的心臟、肺部功能分支端；與腹腔、下丹田的消化、泌尿各分支端，包括了未能顯示的肝臟、血管、皮膚腺體的神經纖維，膀胱、海低的陰部各重要部位；交感神經網絡繁複、作用廣泛，也與同樣沿脊髓單向傳出的「體神經系統」（02.A項），引動全身骨骼肌群興奮，身體、四肢隨意體操的運動神經相同領域；與全身肌膚組織觸感活動，都是內在修為的「督脈」領域。

副交感神經分支，有腦幹各部位分支，與腦、脊髓的薦部分支；腦幹的中腦、橋腦、延腦分支，向顏面

各感官副交感的節前纖維，與延腦部位分支的「迷走神經」、「任脈」，下通內臟器官的各分支，有上腔的心、肺分支端，下腔的胃部分支與大、小腸繫膜兩分支端。

另一部分是脊髓薦部三節分出，這腦薦部分支，向下腸繫膜的大腸末端、肛門活動，與膀胱、陰部各官能的副交感作用，即海底穴修為、運動的交感、副交感活動部位；這些內臟官能組織的神經互動，是古來內修解說「任脈」的內臟大領域。

腹腔中腸胃的上、下腸繫膜，交感、副交感神經分支端，形成了「腸道神經分支」，許多作用器、分泌腺由腸道神經元所支配，胃、腸道中具有完整的神經反射組成，可獨立於中樞神經系統，顯示可經由學習、內在運動養成，向隨意使控發展。是內臟組織運動、太極的「氣存丹田」內修，「下丹田」的重要部位，也是《黃帝內經》「水谷之海」的健康之所在。

身體內在修為，在於協調全身細胞生命本然的活潑、代謝旺盛，除了內分泌系統的激素活絡，主要在神經系統整合全身功能自覺修持；老子以「無」如虛，佛家以「空」、「似空非空」，等等比喻身體的感覺若「無」的解說，都在於「有」的意識自覺、歸「無」的心性自覺修持深入；有、無層面意識因子的靜澄、虛淨，歸覺性、「無」的清明發展引喻，亦即純覺活現淨地解說。

內在修為進展在生命自律本然的活絡機轉，清除覺性意識混濁的陳積，亦即生命本能的意識阻障清除，細胞生命本然、生機本能發揮；全身周邊內修活絡的部位發展，有如開拓市場的點、線、面佈局，經各丹田部位的活絡，任、督二脈周天循環、「線」的修程，周邊功能組織歸覺清明、真鬆時，即此際，任、督二脈領域自覺修持，向「面」發展的時程；如以任、督各自領域自覺修為、運動，或周邊部位、領域修持發展，是統合腦性顯現的根基。

或如全身組織心性整合活絡，歸一腦皮質統合的「行深」修程，腦內心意、思緒靜澄、虛淨發展，直達全身純覺活潑、靈明展現進展，是道家的聖人、佛家的智慧，或《聖經》的先知、聖靈，都是腦性靈明的純覺活潑狀態。

關係廣闊的生命領域，每個人的心性狀態、細胞退化各異，全身大小經絡重複、自覺深入不一樣，明覺發展若無，繁複解說、理解各易；須習學者，同步自覺內修省知、覺的領悟深入，亦即「師父引入門、修行在各人」的古來明訓義旨。

(4) 神經電位傳導

生理學者說，多數的生物胺、神經傳遞物質，在腦幹的細胞群分泌，沿大小神經元突觸纖維的網狀結構密佈，廣泛作用全身器官、功能組織，如動作電位傳導

（Action-potential Propagation），其傳播的速度很快，小直徑、無髓鞘神經纖維的每秒 0.5 公尺，大小直徑、有髓鞘神經纖維，每秒 100 公尺之快速；以每秒 0.5 公尺的速度、動作電位，從頭傳到腳趾頭的時間約 4 秒鐘，如以每秒 100 公尺的速度，僅需 0.02 秒。可以了解人體的內外活動、覺知幾乎上下同時，腦中樞整合周邊神經末梢自覺活動，身體、四肢的靈敏展現，幾乎接近同步靈覺狀態！

老子說：「始於易、修於細。」解說內在各器官、功能組織自覺修持，細微奈米的在各官能組織自覺，生性本然鬆放；統合腦中樞心緒的定、淨，歸覺清明、自在鬆放，如大腦分泌更多激素、腦內啡，或觸發「中間腦接合」（meso-diencephalic junction）的神經激素，如視丘激素源源不斷的活絡周身；也如「Ⅶ.顏面神經」自覺活絡、唾液腺活潑，唾液吞嚥活絡消化系統，也引動腎臟、激素功用活潑；如「Ⅹ.迷走神經、任脈」自覺，引動五臟六腑功能自律活潑等等，都在靜坐之中的內在展現。

腦神經中樞自覺的定、淨本然，解開了全身組織活絡、細胞代謝活潑，身心自覺本然、鬆解，周身自覺的鬆大、生命自律本能活絡，明覺擴及外在大宇之間狀態，亦即佛家禪修的「摩訶」，或太極拳術「真鬆」運動解說。神經元、突觸纖維歸覺整合全身，各種功能細胞代謝活潑、組織自律本然熱絡，都在微微自覺間修持

發展;每個人的意識狀態不一樣,內修神經電位轉導、路徑擴展也會各異,習學者同步自我身心、意識自覺內修,啟動周邊生理機轉熱絡,深入腦心統合自覺、一門深入是正道!

8. 身心自覺、真鬆修持

人的出生背景,生活環境、際遇不相同,身心、意識狀態,如臉譜、也各異!以一座山來比喻人的身體,身心、意識狀態像山型,正看是峰、側看是嶺,與許多森林、峭壁、溪流之外,山間林蔭大道、羊腸小徑,原野草叢、猛禽野獸,或暗夜的生物活動,與天候變化時,陰影幢幢、幻象隱在現象等。

這些山的景色蘊含,正如人體身心、意識狀態與現象,老子在《道德經》(1 章) 以「有」引述、概括,解說人體各種功能意識現狀。

人體大小器官、功能組織自細胞,不同功能細胞存活於各官能組織、體液環境之中,展現了身心、意識現象,如山體外在看得見、「有」。但是,全身官能組織心性的自律活動內在,細胞存活的體液、內在環境,人體內在修為大領域,如在山體的地層中、解說不易。

體內大小器官、自主功能組織,心性的自律功用、內在環境各層面,都是細胞活力的「覺」,若無、如虛隱在作用的展現;亦即常時身心內外感覺的覺。

　　如何身心自覺、歸覺於細胞生命的真鬆修為，有如山體、地層中解說地質；老子以「無，名天地之始」起始解說內修「天地」。也是本小節的「身心自覺」入門，歸於全身細胞活性的「覺」，生命力自覺「若無」的深入體內各層面修持。

　　後天意識混濁了覺性、阻障了細胞活力，老子以「常有、常無」開始內修，各種功能意識、「常有」自覺，歸細胞覺性若無、自覺的「常無」修持，在化解僵化「常有」的意識老化因子，鬆及覺性的解除了生命本能阻礙，「常有」意識自覺、歸覺性「常無」修持，種種心緒、意識的靜澄、虛淨化程深入，漸進歸於全身細胞真鬆的發展，細胞覺性清明、傾向純覺活現進程。這些例述、比喻是內在修為各時程的門徑。

　　常人的知、情、欲，展現了喜、怒、哀、樂不同意識，或意志、行為活動形態；統合腦神經中樞、腦心、念慮、思緒不停，回憶、聯想不斷的「眾生相」；這些向外的意志、行為活動，腦內念慮、思緒不斷，始之於出生後，生性向外活動的陳積意識，混濁了細胞活力的覺性，自性混濁、細胞代謝不活潑。

　　這平常時的心性、功能意識活動習慣，是常人身心衰退、老化的常態，也是大家認知的心意，以為的內心世界全部。

　　生命細胞活性的「覺」、感覺的覺，形成了全身組織心性的自律本然功用，展現了內臟、自主功能意識

活動隱在,與外在的身心作息活動或身體、四肢運動狀態。覺的惟微、省知的存在身心、內外功能意識活動之中,從隨意感知心意自覺、歸依不隨意的自律活絡本然,生命本能阻障意識的徐清,全身細胞活力的漸進恢復,身體自然傾向代謝活潑、健康發展。

(1) 動、靜內修門路

內修及於細胞生命健康之秘,在歸「覺」的自覺修持的漸次深入;常人的身心、隨意作息活動,與身體四肢運動、各種體操,或武術的拳腳功夫修為,對內臟、大小器官組織的自主功能領域,只是組織部位、局部牽連運動,談不上及於細胞退化的全面恢復。

人體的延年益壽,在全身組織心性作用深層,始於進入內臟、自主功能組織運動養成,但是,我們不能用心、使意的,要心臟跳慢一點,或隨意指使胃臟、大小腸蠕動快一點;進入體內自主功能、內臟大小器官組織運動養成,或靜坐的自性內修秘訣,在於全身觸覺、感覺的覺、自覺修持深入。

這全身細胞活性的「覺」,存在內外功能、心性作用之中,歸覺入門修持、無阻深入,神經元整合於腦幹、歸一腦皮質統合修持,已開啟了古籍內修秘笈。

各種細胞活力的覺性蘊陳了意識,形成組織僵化的心性現狀,內外意識自覺的靜澄、覺性的清明,也是組織傾向真鬆的發展;身體隱顯功能意識活動,心理、生

理機轉一體，快速的整合於神經系統，組織心性、細胞活力同步。

　　將平常時的喜、怒、哀、樂現象與身觸，顏面各感官意識、腦內念慮心意自覺，歸各自功能組織、惟微覺知，整合於神經覺性、全面意識自覺，入門內在運動、太極修為或靜坐內修；深入全身組織心性自覺的鬆大、代謝活潑，將在後面相關章節探討、解說。

　　本節以身心自覺入門，歸覺的真鬆、自覺一門深入修持；經自主功能、內臟組織養成太極運動，與靜態的自律功用活絡修持，是古來太極拳術內功修為的真解；也是老子的「道性、德體」內修，佛家「禪者覺也」禪修，及《聖經》基督靈修的生命學問；是人體自性內修、靈覺活現的動、靜內修門徑。

(2) 歸覺命門

　　各種功能意識自覺，歸內臟組織運動或靜坐，始於全身周邊內外的隱、顯意識自覺入門；周邊神經整合於腦中樞統合意識中心，腦心的知情欲、念慮、思緒歸根，全面性的同步意識自覺；也隱含了腦中樞統合全身組織心性自覺、深層細胞全面生命自覺內涵，身心歸於細胞覺性、根本性的自覺修持隱在狀態。

　　人體四肢隨意活動意識放開，緣身觸感覺歸合內在的自主功能意識自覺，身體周邊內外官能組織心性自覺；顏面周邊各感官隨意活動鬆放，歸在各感官組織心

性自覺，與統合腦心的念慮、思緒放開，不連想、無思慮的歸於腦意根自覺修持。統合腦心、整合全身神經網絡意識自覺狀態，身心全面性、根本性的意識自覺，內在運動養成或靜坐內修開始。

各種運動中，將平時身體、四肢運動體神經鬆開、體操力勁不用，體神經分支端隨意活動的骨骼肌群放鬆、自覺；即身肢感觸、顏面感官或腦內念慮，各部位的隨意肌群、使控意識淺層，歸於各自部位組織心性自覺養成運動；亦即身心、意識自覺，隨意的骨骼肌群，歸在內臟平滑肌群、心肌，內外肌群同步緩慢的自覺養成運動。

歸於細胞覺性、緩慢的自覺運動修為，即太極拳術「一動無有不動」的內外修為、緩慢運動起點；經內臟組織不隨意的平滑肌、心肌也養成運動勁道，進而以內在肌群主導身肢外在骨骼肌群運動修程，也是《拳經》指的「內外雙修」時程；這些解說也是歷來「太極拳術」緩慢運動的本質所在。

古印第安人也有一句話：「不要走得太快，等等自己的靈魂！」魂，以覺性純真解之；讓大家自覺修持、玩味。這身心、意識自覺養成運動，深及全身組織活絡、細胞代謝全面活潑，直接在內臟組織、細胞運動的生命修為法門。

腦神經中樞統合全身細胞生命運動解說，將平時體操、運動的周邊體神經系，歸於自主神經系整合於腦

幹，統合於大腦中樞「意識、心性自覺」運動修為，向組織活絡、細胞退化恢復活潑發展；這神經網絡、神經細胞整合全身各種功能細胞修為，歸合腦神經中樞統合心性自覺修持，直達腦性純覺、靈敏活潑；也是內臟組織、細胞生命運動的門路之一。

　　顏面周邊的五官向外活動，眼睛向外看、耳朵聽覺外移，視覺、聽覺習慣的走向外在標的物之上；此時若將視覺收入眼睛、聽覺收歸耳朵本體組織自覺，並不影響看、聽的功效。

　　鼻子的嗅覺、舌頭的味覺，不在標的物、向外在去感知，嗅覺、味覺在組織本體自覺，經神經傳導向腦內時，其對外在感知的效果不差，如好吃、好香、或酸臭等意識現象，各種好壞的意識狀態、感知效益不減；這些感官意識自覺入門，都是內修養成的門路。

　　意識自覺養成內修進程，是內外意識靜澄、體內大小意識流，歸在功能組織的生性活動，解除意識流動的相互干擾，與減輕生性的意識阻擾。

　　如運動時，將常時做體操運動的身體、四肢使控意識鬆開，以身心全面意識自覺進入內在，由內臟自主神經主導身心全面意識自覺、緩慢的運動養成，身心全面緩慢、持久運動的真鬆漸進，心血管循環提升的血液流量，全數及於全身組織微循環，在後面運動中解說。

　　常人運動，都在身體周邊體神經系統的體操，一般人平時的運動，對內在自主神經分支，只是部分牽連運

動而已。如在平時也養成身心自覺，離開平時意識層面的活動習慣，從意識自覺、直接在細胞自性作息，維持在全身細胞自覺本然狀態，全身大小功能意識，歸在組織覺性中的自覺活動。「覺」之所在部位的真鬆，即部位組織代謝活絡的自律本然所在。

於身心運動中，如神經整合覺性貫串、神經網絡覺性轉移，覺之所向的身體部位，那自覺部位組織鬆解本然，神氣活潑、血氣活絡，亦即組織代謝活絡因子的生理機轉使然；覺帶動組織血氣、神氣活絡全身，覺的清明、自在是真鬆，細胞活力展現的依歸。

內在恒定機制領域養成運動，隨意使控的身、肢意識放開，以身心、意識自覺進入內在功能組織生性運動，內臟自主功能組織間，緩慢運動養成習慣即能奏效。意識使筋骨脈絡與組織緊縮或僵、硬化，意識自覺是各功能組織意識的靜、澄歸覺性，趨向虛、淨的真鬆，深入生命修為的鑰匙。

如已在自主功能意識自覺主導全身內外運動狀態時，此際的內在意識自覺狀態，若是意識、覺性成份各半還不算真鬆，須內在覺性漸進清純、靈敏的主導全身內外運動狀態，才能趨向真鬆的運動發展。

每個人的意識蘊陳不相同、內在修為狀態也會各異，自覺的真鬆在於清除意識阻障，這許多迂迴解說意識自覺，讓讀者領會、自覺運動修持與靜坐，只要習者及於組織生性活絡，自能悟知生命層面的許多奧妙。

(3) 道修靜坐

　　外在隨意的身肢功能、身觸感知的「有」鬆放，歸於內在器官、自主功能隱在意識自覺入門；全身內在官能組織，整合於神經網絡、統合於腦中樞，或顏面各種感官功能、腦神經意識，與腦內念慮、思緒歸意根，全面性自覺靜坐修持入門，歸在腦神經中樞覺性、如「無」的層面，根本性的意識自覺養成新習慣；進階歸於全身組織的心性自覺內修，漸進深入全身細胞生命自覺修持發展；也是老子的道性、德體靜坐領域，不同層面的靜坐內修全程。

　　平常生活作息，全身周邊、功能意識，歸根各自組織、細胞覺性，意識自覺修持；如身體、四肢向外觸感，皮膚感知外在空氣環流、冷熱，或人與人肌膚接觸的溫暖心意現象，常人都習慣於外在接觸標的、產生心意。

　　此時，若歸在皮膚接觸組織自覺，部位神經纖維傳導向腦中樞自覺時，皮膚接觸的冷熱、溫暖意象了然於內；不因自覺而減少外在意象感知效益。

　　工作空檔、閒時，修身養性、身心自覺修持，鬆開意識、減除僵化阻滯，歸覺的清明、神志本然狀態，對工作更能專心、效益更提升，能隨時、隨地的常常身心自覺，有緊張習性者自然化開、解除，並能抗壓與恢復疲勞效應；在身心功能上，鬆解腦壓、消除慢性疲勞症

候群，是自然提升睡眠品質的方法。

　　或如便秘、情緒不穩或神經衰弱等，許許多多意識上病變，如能身心自覺、歸覺鬆化修習，是心理病徵療養的根本所在。

　　靜坐內修時，身心自覺、鬆解的在全身各組織，啟動生理學上的代謝活絡因子自律本然，減損意識存積、減輕僵化阻礙，組織代謝本然的自律活絡效應，提升微循環血氣、心血管流量活潑全身；在細胞新陳代謝活潑，改善細胞衰退、恢復健康發展。體內各種功能意識活動，形成組織生性緊縮的活絡阻滯，阻障了細胞活力本能，靜態自覺修持、意識流干擾澄清，內在舒鬆的恢復細胞活力，生命本能自然發揮。

　　全身血液循環的流動，以心臟為中心的大小動、靜脈血管密佈，血液流通往返於全身組織間，形成對流的狀態，其交匯在全身組織中的微循環體系，由體內恒定機制自律節制流通；或如感知背部某處血流遲緩、窒礙不順，當我們用意導引此處血液，促使之向上流通時，必會有另股向下的反向作用壓力產生，這是自律性恒定機制的關係，所以，我們隨意使控的意識，不能去指揮自律性的內層意識活動，否則，反而使自律血氣流動造成紛亂或阻塞。

　　人體意識混濁於覺性，覺，若無的存在意識活動之中，腦根深處、腦覺若無展現了欲念、思緒。腦心的念慮、思緒形成，好像不知不覺的瞬間過程，比如之初，

始自腦組織惟微覺、近無根源，先有惟微覺的感知，如分陰陽、黑白與正負，或高低、長短等二分意象，或過去回憶、念慮形成，喜、怒、哀、樂等等意識現象；實際上，都是大腦生命中樞，統合覺性隱在作用的展現。

　　靜坐時，這些腦內發生美、惡思想活動，不去連想、不去思考或念慮的延伸，只在發生腦意根自覺修持、惟覺等持、養成新習慣，在腦意根、近無的生性自覺，腦意本然靜定、覺性清明發展。向腦細胞純覺、自在的真鬆展現進展，漸進傾向的純覺、靈明，自性本然的圓滿進境。

　　這些內修門道例述，讓習者認知自覺深入要領，貴在習學者自悟、自覺經驗的反三體會，所得在自覺內修門路的經驗。

　　不同器官、功能意識自覺路徑各異，如呼吸功能系統自覺修持，引動心血循環全身或心臟修為，也關係腹式呼吸自覺養成，關係靜脈血液的幫浦效益，或消化功能組織活絡、健康……等功效。

　　全身心意澄淨、歸覺清明的氣血活絡，靜坐中汗流浹背現象，組織溫度提升與體液氧分子濃度氛圍，同步抑制癌細胞組織作用。

　　並將靜坐的自覺狀態，擴及常時作息生活的身心自覺養成，喜怒、善惡意識歸根的「自覺」、自在，化解意識阻障很有幫助。讓平時放心的歸覺自在，全身氣血活絡穩定，是延年益壽的真道路。

　　這自覺修持的真鬆狀態，心意混濁覺性徐清過程，啟動組織自律活絡因子經驗，趨向純覺、靈明活潑，即道家的常德不離狀態，釋家「智慧」的成佛境地。

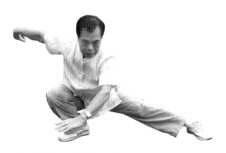

楊家秘傳太極拳　左單鞭下勢

PART 2.

癌症的心情化解

　　前面說明了後天意識是人體病變、老化因子；當身體欠安、生病的時候，尤其是生性重症或如癌症病變時，這生命存活的憂慮情緒，更是此際生命力的殺手。

　　人的心情、意識變動在左右身體病症，一般人的心情，常在意識層面上煩惱、憂慮或恐懼，甚或幾乎否認了自己存活的生命現狀；很少人深入生理、生性現狀，深究細胞存活的生命現況。

　　常人都用心情衡量一切，在病變憂慮、困守愁城，是常時心理作息、意識習慣使然。

　　從 X 光知道了癌症病變、不良組織重症時，人體生理、生命細胞狀態，優勢尚在維持生命功能的良性細胞一方；但經醫師解讀病變、知道了癌症瞬間，情緒低落、心情意識已掉到谷底！

　　在此，先安排了本章節，解說情緒、意識歸覺是心理健康的良醫，歸於組織細胞活力的覺性本然，消除病變恐懼的意識；將種種憂慮心意靜澄、混濁覺性清明，自覺的歸於生命自律本然、自性本能，化解病變的心理

擔憂、解除了生理負擔。

　　先要了解這些癌細胞組織，形成於長時間、開始於數年前，癌症、惡性腫瘤組織不是急性病症。現在發現的惡性腫瘤組織、癌症，尚不會危及人的生命，不要在心情上，否認了自己生命、生理存活現狀。

　　亦即，體內尚在維持生命功能的大部分良性細胞，比惡性腫瘤組織、癌病變細胞還優勢。所以生活作息活動依然、不須臥病。

1.「細胞病變」例述

　　人體越來越多的疾病，發現在細胞基因的突變，形成了人體的各種生性病症；如 DNA、基因突變的不良細胞，逃過免疫功能細胞偵查、抑制，漸進形成 X 光看得見的不良組織，如癌化的惡性腫瘤組織。

　　或如自體免疫力發生錯亂，產生許多不必要抗體、細胞激素，形成不同免疫作用、相互攻擊病變，如破壞了人體四肢關節的類風濕關節炎。

(1) 癌症、細胞喊救命

　　惡性腫瘤組織的癌細胞，在人的一生當中的任何時間，任何細胞的基因異常突變所致。生理學者說，大部分癌化細胞形成於上皮細胞基因異常突變。這細胞基因異常突變，造成調控細胞分裂系統失常時，異常基因無

限制生長，形成癌細胞（cancer cell）。

生活環境中有許多致癌物質，可以直接破壞人體細胞 DNA，提升細胞的突變機率，如吸菸、原子輻射、某些生物，或油炸、回鍋油食物，及飲料、水與空氣中的化學物質，直接讓人體細胞基因突變，生理學上統計90％癌症，源之於環境因素，現代的飲食習慣、生活型態所引起。

單一基因異常突變並不會造成具有完整惡化的癌細胞，生理學家說，兩個同源的原始致癌基因，都發生異常突變時細胞才可能癌化。如正常功能的 p53 的磷酸蛋白轉錄因子，在 DNA 受到損傷的細胞中 p53 磷酸蛋白會增加，以防止受損細胞的複製。

若製造 p53 磷酸蛋白的兩股同源基因都產生異常突變時，細胞便喪失了抑制受損細胞的複製能力，將使正常細胞頃向癌化之路的進一步。

正常細胞轉變成為癌細胞並不容易，需經過多重步驟，不僅改變了細胞複製機制，同時還有細胞的侵襲能力，並突破人體免疫系統。我們身體的防禦機制在正常的免疫功能下，隨時可以偵知、破壞大部分剛形成的癌化細胞。

如免疫系統的細胞毒性 T 細胞，NK 細胞、活化巨噬細胞，與輔助者 T 細胞，都會對癌化細胞加以破壞、滅殺；如癌細胞會產生外來的蛋白質做內生性抗原，並在胞膜表面形成病毒抗原，與第一型 MHC 蛋白產生複合

體或釋放病毒,這時候,免疫系統天生殺手的細胞毒性T細胞,會與癌細胞抗原複合體接合,並有好幾個機轉的獵殺功能。

如輔助者T細胞分泌介素幫忙,細胞毒性T細胞分泌穿洞素蛋白,嵌入標的癌化細胞膜層,形成穿越通道、滲漏,與水分進入、膨脹死亡。

又如活化的巨噬細胞,將病毒抗原吞入或直接獵殺吞噬癌細胞,分泌 IL-1 激素造成與抗原相接的輔助者T細胞。

這輔助者T細胞分泌 IL-2 及其他細胞介素,具有旁泌素功用,刺激攻擊細胞的複製外,並分泌 IL-2 及丙型干擾激素,刺激 NK 細胞增生及分泌其毒物化學物質,以非特異性的與癌化細胞結合,並殺死癌細胞。同時作用於附近的巨噬細胞,加強其獵殺癌細胞,或巨噬細胞可以分泌大量的化學物質,特別是細胞介素腫瘤壞死因子,殺死癌細胞等等。

癌組織形成自免疫功能弱化,癌化細胞突破了身體的防禦機制,癌細胞無限制的複製、不斷的生長為惡性腫瘤組織,並侵入周遭組織、干擾其功能形成病變或轉移、惡化,都須經由一連串的異常突變造成漸進式的多重階段,因之,癌症病變的機率隨著年紀而增加,關係人體細胞退化,弱化之突變累積的結果。

細胞餓肚子、使人生病,李豐醫師在她的著作中說,生病是細胞在喊救命。

　　明朝永樂時代有名的劉純太醫的後代，現在北京有名的西醫說：「人類的許多慢性病、生性病變，實際上，是細胞營養不良性疾病。」人體失去健康的原因，是身體內在環境的失衡，某組織部位的微循環與體液、內在環境，物質分子的濃度差、進出擴散不順暢，細胞代謝不佳、營養不良，細胞日弱的退化或 DNA 受損的病變，與分裂的減少而使細胞數量不足，細胞死亡的增加，存活細胞的功能不足，即生命力受阻限，而使身心功能減退、病變產生。

　　如何讓維持生命的良性細胞一方，大部份已經餓歪歪、喊救命的細胞吃飽了肚子！進入內臟組織運動或靜坐內修，化解組織的心意僵化、體液環境的氣血活絡，細胞代謝活潑、細胞吃飽了，正常的趨向更強基因突變發展，於後面的生命動、靜修持門路再提示；在於了解恢復健康活路，真知力行的掌握生命運動修持，使體內維持生命的弱化細胞，吃飽了肚子、得到充份養分，如一國子民都吃飽了，有餘糧、財富，才有能力對抗外敵、不良基因病變，抑制惡性腫瘤組織。

　　生命存活的勝算在這大部份良性細胞一方的加分，秘訣在歸覺內修的勤行掌握。

(2) 免疫功能病變

　　人體正常的免疫抗體是用來攻擊有害病菌。類風濕關節炎（RA，Rheumatoid arthritis）是自體免疫細

胞蛋白質異常的疾病，免疫功能的 T 細胞與 B 細胞互動制衡機轉失常。

免疫蛋白質變成抗原，形成好、壞蛋白質不相容的戰爭，不同免疫作用、相互攻擊的病症，如不正常的抗體對體內結構展開攻擊，破壞了身體四肢關節。

起始出現的前驅症狀，在頸椎微微僵化不順感覺，晨間運動後的疲倦不易恢復，全身疲累、食慾不佳；低熱、手足不自在的幾乎令人不能安眠，如持續數週在醫院各科門診檢查，掃描全身找不出任何症狀，體重大量減輕、容易疲倦，慢慢的肌肉疼痛等現象，然後，開始在手、腕、膝、腳掌關節有麻麻的痛楚，或如住院檢查全身之後，與風濕免疫科醫師通知，確認了 RA 病變，並告知不容易好，但不會致死的病症，已在很長的一段時間之後了。

如原本在台北位置的冬天氣溫間，終年短袖晨間運動、不感冒的健壯狀態，病變開始減輕體重、手腳無力，身體瘦到連跌倒都爬不起來的狀況，如洗澡、於浴缸泡熱水澡後，要坐起來都要全身手腳並用，與尋找許多姿勢、著力點，奮鬥半天才能爬坐起來；類風濕性關節炎病變，以關節與周圍組織炎症為主，如結締組織內在代謝異常，關節滑膜中產生抗原，刺激漿細胞產生抗體反應，產生類風濕因子的生性疾病。

腫痛侵及掌指、手腕關節，及膝關節、足踝關節、趾間關節，與關節周圍的肌肉萎縮、軟弱無力，症狀如

紅、腫、熱、痛與活動障礙現象。使關節腫、痛、僵
硬、變形之外，關節的晨僵、疼痛不適症狀，開始活動
減輕僵化，即炎性產物、水腫液經微循環及淋巴管吸收
減化，在氣候冷、濕變動前的僵化、痛楚加劇，終日疼
痛與積液腫脹明顯現象。

　　類風濕關節炎的自體免疫相互攻擊、破壞關節，是
慢性疾病中具有威脅病症，需要長期留意、關注，不致
導向其他病變。

　　但若只在發炎止痛的類固醇調節，作用太過廣泛，
容易干擾身體其他重要機能。也只有經常有效的、得法
的及於細胞生性運動，才能確保不影響到日常生活。

　　手腕、腳踝關節麻麻症狀，在末梢神經調理需要
B_{12}維生素，是製造神經傳導物質的輔助酵素，調節
生理機能、造血的重要元素；若吃素缺乏源自肉類的
B_{12}，須從蛋、肉、黃豆補充蛋白質，維持生理機轉、
功能易復原。

　　許多基因突變病症，在於細胞代謝不良的衰退，或
如癌症病變的恐懼意識化解，都在良性細胞一方的代謝
提升，是化解症狀、復健的生理基礎。

2. 良性細胞的加分

　　於現在的醫療設備上，癌症、不良組織過大，才顯
現於 X 光片上。許多人在生活作息常態下，一經醫療檢

查得知了癌症病變時，即憂心、恐懼的，甚或病倒！實際上，此時的生理活動狀態，體內維持生命作用的大部分良性細胞一方，比惡性種瘤組織、癌症細胞優勢。

如何化解聞癌色變的擔憂、恐懼意識，在下小節的自覺進化解除恐懼心理。本節的良性細胞一方加分，是化解癌症恐懼意識的生理根基。

體內維持生命功能的大部分細胞，弱化的良性細胞加分，是維持生命活動依然、不用臥病的生理依據。

在後面小節的健康門路提示，只要掌握意識自覺入門內臟運動，漸進深及組織心性自覺修為，或靜坐內修深及細胞生命；勤行內在運動與修行，讓大部份維持生命、已衰退的弱化細胞，得到充分氧氣與營養的代謝加分，細胞活力維持、與量能提升，病體已在與「癌」並存根基上，隨著內在運動修為，與靜坐修持的朝向復健發展。

甚或若在醫療、臥病在床，不能起身做運動，也要如老子的「圖難於其易，為大於其細……終不為大、能成其大」（《道德經》63 章），在手腳、身體可以活動的部位，簡易活動的小運動開始，部位持久、自覺貫串的小運動，啟動內部組織自律活絡因子，氣血活潑的生機效應，提升微循環活絡、氧分子濃度提升，與運動效益的細胞耗氧，維持生命代謝活絡、順暢；細胞活性加分、自然掌握了生命。

經簡單的身肢部位組織心性自覺小運動，如手腳自

覺持久的動，小小持久的動、覺性傳導內擴，由外而內的覺性導動，與擴大周邊組織活絡運動、耗氧效益，直覺擴佈內臟組織活絡效果，引發內臟功能組織全面運動功效。

　　這手腳、身體部位自覺持久的小運動，歸覺向內牽動的漸漸擴大。如躺在床上，以腰部自覺扭動的持久，及於腹腔內臟組織全面大運動、耗氧效應，這身體部位、手腳四肢自覺本然的細細向內引動，本能的引導內緣組織熱絡，漸漸擴及內臟組織代謝活潑，甚或擴及全身組織代謝熱絡的運動效益，如腰部內外熱絡感覺，促進腸胃蠕動的打嗝、放屁現象；在下章（3. 醫療中的運動法門）例述。

　　於臥病期間，勤於掌握這全身各小部位的持久運動，如果能活動及於全身出汗更佳，白天至少做兩次、晚上運動一次以上，這是臥病在床的運動黃金時刻；三餐飯後休息一小時，開始靜坐內修或持久運動，是恢復健康的根本。

　　抑制癌組織生長的良方，在持久運動、代謝熱絡的體溫升高，與體液高濃度的氧分子氛圍。在病床上，除了睡覺時間之外就是內在運動，運動累了就靜坐內修，掌握大部分已弱化的良性組織細胞新陳代謝活潑的加分，是戰勝癌症、病變組織不惡化，維持生命存活現狀的重要法門。與引發、帶動癌症周邊組織的血氣活絡，組織體液中氧分子濃度的提升，與代謝熱絡、組織體溫

升高，都是癌細胞不喜歡的內在氛圍，是抑制癌組織生長的良方。

這小小的持久運動或靜坐內修，直接牽制了腫瘤組織擴大、控制癌症惡化；須習學者自己自覺領會、體驗，癌症、惡性腫瘤組織不是急性病症，勿須在意識層面無謂的擔心、憂慮或害怕，自然生命本具健旺能量，細胞覺性是人的生命力，這意識自覺、內在運動與靜坐內修，全身細胞代謝量能提升，是人體生命力本能的自療法寶。

3. 癌症憂心、自覺進化

癌症患者的焦慮、憂鬱情緒，困擾了生活作息，是一般人的心理、意識常態；如何讓掉到谷底的病變恐懼心情，令人病倒的意識化開，是本小節的修習主題。

如何心性自覺進化，減除病變的心理擔憂，化解生死恐懼意識，在於細胞活力的自覺修行，擔憂心意歸覺的靜、澄，覺的清明提升、淨定演化，自然確保了病變後的生活品質。

習慣於意識常態作息、思慮考量，身體發生病變、欠安時，心理不平靜、內心不安的時候，一般人為求心情平靜、消除不安的心境，都會向外尋求安慰、信仰求平安，外在求寄託或如算命、改運求心安，只是意識層面的安心、一時平靜；源之於內心深處，自性隱在的不

安狀態依然。擔憂情緒混濁了覺性、自性根源清淨不了，不安情緒永遠平靜不下來。

心理不安是意識問題，各種心緒的起伏意識，存在組織細胞覺性、統合於腦神經中樞；若將腦心的憂慮、恐懼，歸腦中樞意根自覺，統合腦性的靜定、覺性清明本然，清除人心不安、不平靜因子，才有平靜、心安的機會；道理在腦心的憂慮、恐懼歸根自覺，心緒混濁覺性的徐清修持，在覺性清明、純覺活潑狀態，人心、天心層面不安、不平靜的因子消失，道心自然清明、真鬆，統合腦性自在穩定。

內修法門在神經系統，整合全身各種功能組織系統，歸一腦神經中樞意識自覺修持開始；病變根源於組織僵化、心性緊縮，心安、組織舒鬆，自然氣血平順、病除。放慢了平時的生活作息步調，外在使控意識自覺、鬆放，歸內在神經網絡整合，貫串全身組織心性自覺，細胞生性自覺的新習慣養成。

在平時生活作息中，全身周邊各神經網絡整合於腦幹，統合於腦心的憂慮、思緒，歸腦意根組織自覺，各種恐懼、心緒放鬆，組織緊張阻礙的減除，自律的代謝活洛因子本然活潑，大小血液循環本能提升。

亦即，腦中樞統合全身組織心性自覺，腦內憂慮不聯想的歸於腦組織根源，近「無」的覺性、自覺修持養成新習慣。

解除癌症病變的心情自覺進化，病根在於平時生活

意識的壓力，當能意識自覺、情緒歸覺性養成，將低落的情緒自覺的化開，歸覺昇華於自性本然。

亦即化解了焦慮、沉重心緒，意識混濁的靜澄發展；歸於細胞自覺、自性定淨的真鬆，是心理建設、確保生命自在的良方，亦即病變困擾離開自己生活作息的重要法門。

腦心統合全身心性功用，細胞生命本然展現了人體內外功能組織狀態，腦中樞、腦性展現了病變憂慮思想，或恐懼於不能存活等意念，各種憂慮、愁苦意識混濁了腦性，形成腦心的現狀。

此時，將腦內的憂慮、恐懼現象，不在現象上打轉，不去聯想的歸在腦意根、組織自覺，腦內念慮意識自然靜、澄，歸腦組織覺性本然。在常時的生活作息中養成腦意識自覺，腦中樞覺性混濁的徐清、憂慮意識淡化，對重病的擔憂自然渙化，自性本然的自在、生活品質自然回升。

長時間的統合腦中樞，隨時都還會有病變的憂心意識存在，只要隨時同步的腦意識自覺修持，種種念慮、憂心將隨著自覺時間的延續修為深化，苦惱意識靜澄與心意虛淨發展，覺性趨向清純、靈明的歸於統合大腦的神性昇華。

這腦中樞統合靈覺活潑、了達自性本然，人的生命本自具足、神清境界，這是老子的「無生死之念」內修，也是《聖經》靈修的靈性狀態。

　　唯一能確保心性平順、安定的生命自覺修為，若在意識層面的外求安慰，或信仰外求安心，都將得不到真正自性、神清本然的平安！

　　亦如類風濕性關節炎病變，手腳病痛侵及掌指、腕關節，和膝蓋、足踝與趾間關節，影響日常作息或自理活動；這生理病痛須知解、維持內臟運動修為，及於細胞活性全面活潑外，病痛心情的自覺修持是病變的心理自療，心情自覺的歸於自性本然，淡化了病痛、提升生活品質。

　　如自覺維持日常生活自理，自覺的手腳並用、邁步走路，這覺性本然的自性狀態，內在自性平順、安定狀態，是自在的生活作息根源；歸覺及於組織是真鬆，腦性自在化解許多痛楚，這腦性明覺自在、不會受困於手腳關節病痛中。養成腦性自覺、自性安然，若無其事的生活作息，甚或趨向與常人一樣的活動品質。

　　類風濕性關節炎病症，雖然不憂慮生命中斷的恐懼，但是四肢活動不便的苦楚，或氣候變化的病痛加劇，使人苦楚於生活的不自在，西醫都會開給消炎、止痛、解熱藥劑，以物理、化學平衡解除意識病態。

　　許多化學藥劑與病根醫療無關，為了病痛現狀的理化平衡，長期服用化學藥劑，對內臟功能、如腎臟功用的傷害很大。

　　只要歸腦心自覺修持，要領如前述步驟相同，及於無上的腦性、覺性清明，明覺的自在狀態，自然解除了

病症的心意病態，勿須服用傷身的化學藥劑。

在腦性自覺自在本然，放慢了生活步調，養成組織節覺貫串，手腳活動自然平順、不擔心跌倒，在心平氣和、安穩的自性狀態生活作息；統合腦性明覺的定淨，是生命本我、安然境地。

或如四肢關節疼痛是末梢神經，也是人體使控意識活動的運動神經分支，腦、脊髓中樞與內臟功能組織領域都完好，是此病症的內臟、自主功能組織運動的健康本錢，將在後面內臟運動章節解說。

在平時居家坐久一點時，起立走路都是雙腳僵硬、有點跨不出步來，此時，只要站一下、歸在內臟與腦、脊髓中樞自覺，漸漸自覺貫串雙腿活絡，舉步本然流順。這身心、意識自覺是**遠離疼痛的生命本能自療**，是對風濕病痛、自我掌握人生與身心健康的依歸。

常人憂鬱病症的消除，也在功能、意識自覺，及於組織心性自覺修程中，解除神經質、減免生活挫折感，覺性不受種種生活壓力影響，提升生活品質與自信心；或有一時的不如意只要歸在腦性自覺，都能坦然自處與改善，不會擔心、憂慮不止。

憂心混濁覺性的清明傾向，自性越明覺、自信心越強，解除所有病痛的根本，歸於內在神性、覺然自處，腦性外於生活作息的心情干擾，生命自性本自圓滿境界。人體意識各異、內修繁複，大家再反三的自覺修持之。

4. 談談自然生命力

　　孤鷹褪羽，能高飛；蛟龍脫皮，上青天。也如我們的身體中，各種功能組織功用，不同功能細胞的生命特性，存在著不同功用互補的生命本能。

　　據說老鷹的壽命可達七十歲，在四十歲的時候，須經過一個萬分痛苦的更新過程，經褪羽等生命蛻變，重生的再飛翔 30 年。在四十歲的時候，爪子老化、無法抓住獵物，嘴喙又長又彎，雙翅羽毛濃厚、沉重，非常吃力的飛翔、生存，此際只有等死，或經過萬分痛苦的更新選擇。

　　孤鷹須經 150 天漫長的蛻變，盡力飛上懸崖的山頂，築巢停留、不能飛翔，先用長喙擊打巖石，完全脫落與靜候新喙長出來。再用新喙將腳指甲一個一個的拔掉，更新腳爪、指甲，又把羽根、羽毛拔掉，靜候新翅羽毛的成長。已經歷漫長的五個月，萬分痛苦的重生過程；再存活 30 年的高飛歲月！

　　鷹的種類也很多，或許部分高靈性品類現象、沒考據；但如最小生命體的禽流感病毒，演化更強幾倍毒株是存在的，何況靈性動物的體內細胞生命。

　　自我改造的本能，在我們的生命中，有時候我們必須做出困難的堅持，開始一個自我更新的歷程。必須把舊的思想、習慣拋開，才能使我們獲得重生，如老鷹的

再次起飛。

　　只要我們願意改變習慣、舊思維，自覺歸於腦性統合、本我的生命本能展現，如筋骨病痛、行動不便，歸覺復健的痛苦經歷，或找出功用互補、改善病痛不便；與內臟病變康復的緩慢運動修為，自性本能內修等有效對抗病變組織的堅持，直達生命潛能本然的發揮，創造嶄新的自我人生未來；須如孤鷹重生決心的更新！

　　岡本裕是日本腦外科醫生，同時專長惡性腫瘤的臨床治療與研究，他的出名在「盡可能不開藥」，我們有責任早期發現腫瘤、早期治療最好，如每過半年檢查一次，不良組織的癌不會長成兩三公分！如肝癌都可以手到病除，或如晚期，建議針對生存品質去努力，減輕痛苦、延長生命。

　　他又另類的說「90％的病自己會好」，不過，有很多醫生根本就希望你經常回診……。

　　癌細胞殺不死，治癌、想殺死癌細胞，是錯誤的思路，不要指望透過醫學辦法，解決你的癌症問題，比如說，任何癌症，就像一個種子、身體如一片土壤，種子冒芽、長大，取決於土壤，不是取決於種子；再好的種子在不適合的土壤中，絕成長不出來。

　　如何改善身體組織的內在環境，讓癌細胞、種子成長不了，是癌症變、現在醫療的研究課題。妙在這個土壤效應「課題」，已在本書的內修經驗解說中，即體液活絡的氧分子濃度提升，與組織運動熱絡、流汗的體溫

升高，都直接抑制了癌的種子冒芽、癌症組織成長的氛圍。詳細在相關章節解說。

養生運動的好習慣，岡本醫師解說，運動不超過身體細胞承受限度，許多運動名人都不長壽，因為運動強度，超越了某部位細胞承受頻律與幅度，有如蠟燭燃燒得特別旺，生命很快就結束了！

運動的心跳達在 120 左右，不要超過 150 的心跳。適度運動、加速血液流動，如給房間來了一次大清掃，每禮拜清理一兩次，全身每個角落裏的廢物，經由血液循環帶走，有助於你身體的代謝活潑。

癌症病變的生理化解，在於全身細胞退化的康復門路，如依岡本醫師的建議，對生存品質去努力，減輕痛苦、延長生命。

依緣太極拳術的內臟組織、深入細胞養成運動，與道、禪的靜坐內修演化，及於生命自主的消化、心肺循環復健，確保營養分與氧氣的代謝，如岡本醫師提到「腸子是人體最重要的免疫器官」，讓統合腦神經的免疫激素活潑，都在後面各節的內修解說。

人逢病變萬難需放膽，生性病症在於身體老化，須如孤鷹自我改革的勇氣、重生的決心，有恆心、勤行內在修為，各種痛苦意識歸覺修持，心性自覺的生命運動、修為，自能領悟生命的新長度，如老鷹翩翩的飛翔在藍天上。

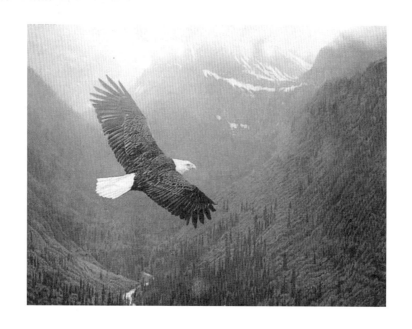

5. 讓困難離開的人生

　　一般人的常年意識活動習慣，形成組織僵、硬化的血氣不活絡，體液、內在環境的物質分子擴散進出不良，是細胞吃不飽、生命力弱化，隨著年歲的功能衰退、營養吸收不良，這裡酸、那裡痛或病變、老化的常態。

　　我們的身體組構於細胞，如國家組構自人民一樣，人體組織的體液、內在環境，是細胞社會共生的內在，細胞存活與工作的環境，亦即國家的士農工商團體或百姓社會；免疫細胞有維護治安的警察，與對抗外來病毒、細菌侵略的軍隊；癌細胞是社會的流氓、不良分子，惡性腫瘤是黑幫、不良組織；癌症末期是大的黑幫

組織將影響國家功能，類風濕關節炎病變是軍隊兵種的錯亂，如步兵與裝甲兵在打架。

　　癌症末期的大黑幫組織，已被各種警察、憲兵或部隊所包圍。全國士農工商人民、全身細胞不強壯的身體弱化而已，所以國家還存在、人還活著，只是黑幫流氓在欺負軟弱的百姓，或控制了士農工商組織團體，影響國力、病痛、難安或恐懼於生存的不能延續……等等困難。只要各種功能組織細胞、子民，國家軍、警人員都吃飽了，自然有力量對抗惡勢力的癌症，扭轉乾坤的恢復健康，甚或已代謝活潑的細胞，產生更強的蛋白質、正常的基因突變，使細胞活力演化、DNA更強壯。

　　依前後章節的解說，能自覺的內在運動與靜坐內修，與前述之心理層面免驚、不被大黑幫的流氓嚇倒，在生理層面及於細胞的運動健康經營；再嚴重症狀也能平順渡過，正如世界上有那個國家的社會沒有流氓黑幫，這也是台大醫院病理學醫生李豐醫師與癌、腫瘤共生，多賺了30年的經驗；再嚴重的癌症，人還存活著就有努力的空間、不能放棄。

　　本著作以現代身心醫學常識，細胞分子學知識介紹了古來太極拳的內在運動理念，並以老子的「無為」、歸覺的內在經驗，渙化細胞衰退的意識因子，啟動生命自律活絡本然活潑，直接改善身體組織的內在環境，同時解除了癌症病變的恐懼心情。並以心性自覺得法的深入全身組織運動、歸覺修行，使微循環血氣活絡，提升

體液中氧分子濃度、含量，高氧分子氛圍是控制癌細胞生長的良方，與維持身體活動的大部分好細胞一方，已弱化的良性細胞得到充份的氧氣與養分，傾向較強蛋白質的正常基因突變展現。

如李豐醫師的抗癌經驗提示說：「運動讓人看到明天；不怕（體弱、病變）困難堅持的運動下去，困難才會走開！」心性自覺的動、靜內修，阻障意識的虛淨、覺性清明活潑，是生命本能恢復、細胞全面健康的依歸；只要知解這自立自強的生命活力，歸覺於內在自主功能深入修為，及於組織新陳代謝活潑的生機轉化，讓維持生命功能的好細胞吃飽，末期的「癌、腫瘤」也不是絕症！！

6. 生命本能恢復

前部分介紹了生命是全身細胞共生體；全身組織、細胞間液，是細胞存活、工作的內在環境，關係細胞新陳代謝的物質進出，亦即組織體液中，物質分子濃度差的擴散功用；全身組織的神氣、血氣活絡，是細胞代謝旺盛、人體健康，病變康復門路的依歸。

小時候自性靈明、純覺活潑，組織柔嫩、氣血活絡，內在環境擴散順暢，展現了生命力旺盛本然的狀態；成長過程的意識形成，壯年強健的組織僵化，氣血不活絡、阻滯，細胞日弱、功能退化；或小部分細胞

基因突變，癌症不良組織形成，也是各種功能細胞餓肚子、生性功用不彰的關係。

　　病變的康復，在良性細胞一方、弱化的復健，過程在意識老化因子的清除；歸覺於細胞活性、自覺深修，介紹了內在**自主功能的生命運動**，與生命本能的**自律活絡本然內修**，掌握了維持存活的大部分良性細胞一方，在康復的根基上加分、不被病倒；是上帝開了另一扇門，化解了大眾聞「癌」色變觀念。

　　意識混濁了覺性、生性不活潑，老化啟動了「生命時鐘」（參見 PART 1.03）；於掌握良性細胞一方復健時，尚有老化的先天壽限時鐘在走動。這動、靜的內在修為時程，從意識作息習慣常態，歸細胞自覺修持養成新習慣，種種意識自覺、心意的靜澄，與逐漸虛、淨的進展，直歸細胞生命自覺全程；覺的清明、細胞活潑的康復，讓年歲走動的生命時鐘慢下來，已賺到了延年益壽的自在人生！

　　抗病程歷在於耐心、勤行修行，心性功用、細胞功能繁複，生命復健須有「孤鷹的勇氣、重生決心」！

　　混濁意識狀態自覺養成新習慣，歸細胞生命、純覺活現效果，前半段內修時程的 80％時間和努力，只有 20％的效益。

　　後半段的 80％成果，在後期 20％的時間和努力中產生，同樣展現於內在生命運動與自律本然靜坐內修，讓大家自覺領悟、修持之。

(1) 生命運動

生命修為、運動，在確保全身細胞的營養需求；細胞通透、營養分子的供應，仰賴於呼吸、循環、消化系統的功能順暢，年歲的內臟功能衰退或病變，都是細胞沒吃飽、弱化所形成。所以，古來太極先賢的內在修為，首重丹田吐納的腹式呼吸養成入門，讓退化的呼吸、循環、消化系統恢復健康。以腹式呼吸養成內臟緩慢運動的微調，確保了細胞需要的氧氣與各種營養分子供應。如年歲的內臟功能衰退，珍貴的營養補品、美食，滿足了心意、添飽肚子，但消化功能吸收不良，細胞繼續餓肚子、養不了生，都是一般人、年長者普遍的身體常態。

意識自覺入門生命運動、修為，身體、四肢使控意識放鬆，歸於內在自主功能意識自覺養成運動。亦即全身功能意識、組織心性，整合於神經網絡，歸於腦中樞意識自覺養成運動。是內臟器官、功能組織養成運動為主，已不在常人的身體、四肢的體操運動了。

這內在運動展現的緩慢狀態，在於組織、細胞自覺運動的養成與修為，引動神氣、血氣、各種激素活絡全身組織。

功能、意識歸覺的緩慢運動，在於意識的靜澄、覺性的清明漸進。自主功能意識、組織心性隱在領域，非平時能清楚分辨、界定說明，內在運動、修為的生理層

次，在惟微覺知的「覺」，於細胞覺性的澄、淨演化，覺，無影無形，但感受得到的存在心意中，於內臟器官、功能組織，惟微心意、知覺的緩慢運動修持，是自主功能內在運動養成、深入的依據，經組織心性自覺修為進階，心意混濁的澄淨、覺性清明的活潑，自能敏覺活現的自在省知。

心性自覺運動進階，歸於自性內修的生命門路，知悟知覺、有緣者得之；解開了意識集結的僵化，深入組織心性、整合於神經網絡，歸於腦神經中樞統合心性自覺運動，腦內念慮、思緒歸根自覺，腦皮質統合功能細胞，趨向生命自覺的統合全身運動。

全身自覺、真鬆的運動效益，向細胞全面代謝活潑量能發展，組織氣血熱絡、出汗，組織體溫的升高，兩種氛圍都在抑制癌組織成長，確保良性細胞的全面代謝活潑、健康，也是所有生性病變運動的復健法門。鬆及內臟組織運動的行深修為，在第五部分專章解述。

(2) 自性本能內修

身心、意識自覺靜坐內修，是人體抗衰退、緩老化的另一扇門，化開身心、內外意識，深入組織心性的心意化解，也是現代生理學上的，組織代謝活絡因子起動，是生性健康的重要課題，在第六部份的靜坐法門詳述。內臟自主功能、組織，自律活絡本然的靜坐，始於局部組織活絡衍生，即細胞新陳代謝活潑，體液、分子

濃度差的擴大，形成微循環血氣提升，活絡的引動了心血管循環，與活潑全身的生機效應。

大自然的細菌、單細胞或病毒生物體，存活於自然間各種環境，依各自適性的冷、熱、乾、濕不同環境下生存，只要適存環境一有變動，其適性細菌的生命本能弱化或不能存活。

若適性的生活環境維持時，細菌生態、繁衍活潑，甚或病毒基因突變更強，這是大自然生命本能的生態──生物長壽的根本展現。

多細胞人體的「真核細胞」，與各種動、植物的生物體相同。如人體細胞存活於體液、內在環境之中。

靜坐內修在於身體細胞存活的體液、內在環境穩定本然的恢復，適合每一個細胞生存的機轉提升，使弱化細胞代謝活潑、生機加分，生命本能阻障消除，是人體功能衰退、老化的減緩修行，更是自然生命能力的恢復，細胞組合更強的蛋白質，形成人體細胞基因傾向更健康突變。

意識自覺靜坐入門，始於身心、內外意識自覺修持，神經系統整合全身歸一於腦中樞，全面性、根本性的意識自覺修持。

如有意識自覺經驗的習學者，建議身心整合神經網絡，歸一無上、大腦中樞自覺修持。腦內知情意、念慮、思緒，如病變的憂慮、恐懼意念，甚或重症孤獨、絕症的恨意，都歸腦意根、不念不想的歸根自覺，屏息

諸緣、不生一念的歸於統合腦性根源，心性自覺的修持，行深無上、腦皮質生命自覺時，自然化解了病變的種種罣礙。腦性純覺本然、自在，各種統合功能細胞活潑、生性病症同步傾向消失發展。

　　身體周邊、顏面周邊組織，與腦中樞統合組織活絡因子，對應下自覺靜坐內修；腦性混濁了意識、覺性不清明，靜坐的腦心自覺，腦意識的靜澄、虛淨，覺性清明發展；經大腦中樞各功能組織、統合區塊，各種功能細胞活潑、機能熱絡展現，腦性靈覺活潑感知的見道內景開始，亦即釋家的般若、智慧發展，此際，已遠離了病變憂慮、生命恐懼，在《道德經 50 章》老子解說無生死之念的修程。

　　腦細胞生命自覺進階，腦中樞純覺無影也無形，但能省知清明、純覺活潑的道性，引導全身周邊組織心性自覺修持，周邊內外功能組織自覺的真鬆，靜坐內修效益更佳。

　　本書介紹的身心自覺是唯一進入生命本能修持的入門，《淨名經》說：「直心是道場」，這生性本然自覺修持路徑，依隨靜坐習者自覺的清明演化、腦性正受走，由習者自覺、體悟領會之。

　　人體內在活動機能，演化觀點相當重要，生理學者說，因為對存活有幫助的內修機轉反應，將會經過天擇而保留下來！讓自身復健系統來完成病變修復工作。如類風濕性關節炎病變，是自體免疫疾病中破壞關節最甚

者，始於周邊功能病痛、不變，若是長期控制不當，會有其他器官病變的威脅，如調養、治療靠化學藥物永遠無法斷根。

靜坐自覺內修養成新習慣，經自律性的活絡因子提升，內在環境生理機能的加分，與功能互補機轉的演化，靜坐內修越深、效益越佳。

人的生命本能恢復活潑，細胞蛋白質基因的正常突變、演進，才能趨向真正的病變痊癒，心理自覺修持、生命本能發揮，是病變康復的最佳良醫。

靜坐內修的生理根基，在於細胞代謝活絡的發展，改變細胞蛋白質的活性，使得良性蛋白質活性更強，突變產生一種全新的蛋白質活性，促成生物體的演化執行更多功能，趨向存活更強的生命力。

任何能使身體小部位組織活絡，細胞代謝活潑，蛋白質活性加分的變化，可能僅造成細胞性質非常小的改進，但是靜坐內修假以時日，這小部位的良性變動累積、代謝量能的擴大，便會對身體結構與功能產生非常巨大的改善。

靜坐是生命本能恢復的大工程，如腦性道心、統合全身神經元，與天心各官能組織心性自覺。周邊各官能組織的心意虛淨發展，向細胞全面生命自覺修持，如皮膚組織的細胞自覺由微而顯，毛細孔透氣活潑的點、線、面擴大感知，也是古來道家的「胎息重建」時程。全身鬆大的及於 6-70 兆細胞全面代謝活潑，引動

微循環、大小心血管循環，血液流量提升的生理熱絡狀態。內修在各功能細胞歸覺於神經細胞自覺，整合於腦中樞、統合腦皮質細胞靈覺的妙道開展外，全身組織氣血熱絡，細胞全面代謝活潑，是生命本能恢復，成就健康、長壽的大工程。

　　靜坐內修，順應生命道性本質，細胞微覺的徐清開始，都在惟微覺性的自覺進程，意識阻障因子的徐清，直達心意虛淨、恢復純真本我；是恢復生命本能功用的靜坐全程。

Ps ：回憶照

　　台灣楊秘宗師王延年老師，於 49 年間青壯年華來台，離開古晉家鄉，海峽兩岸鄉情深遠；同鄉情誼的歸於台北的圓山「太原五百完人」精神所在地，傳授「楊家祕傳太極拳術」，人傑地靈傳揚全球，展現了 師生們的臉上自在笑容～也感謝攝影博士 天長子師兄的技巧，讓大家的笑容珍藏永恆！

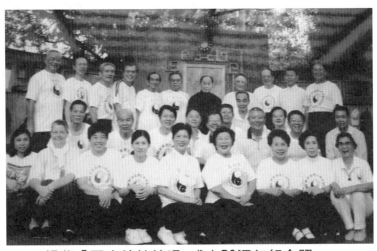

　　楊秘「圓山總教練場　成立50週年紀念照」
於Oct. 01，2003

PART 3.

抗癌、復健運動

　　近年來病症的十大死因，以慢性病變為主，首位是惡性腫瘤、癌症；不良組織的癌症，對人體傷害居首是支氣管癌、肺癌，依序肝癌、肝內膽管癌、結直腸肛門癌、女性乳房癌、口腔癌、前列腺（攝護腺）癌、胃癌、胰臟癌、食道癌、子宮頸及未明示子宮癌。

　　前三項的肺癌、肝癌、大腸癌，占惡性腫瘤死者的半數，也形成了談「癌」色變氛圍，困擾了社會大眾的生活作息。

　　癌細胞（Cancer Cell）**的突變**，常人每天在體內會有幾個細胞突變、發生癌化；身體功能正常的狀態下，大部分細胞存活有自我凋亡機制，調節器官、功能組織的細胞數量，和去除不受歡迎的細胞，如癌化細胞的清除；或如免疫細胞群的防禦機制，可以偵測、破壞全部或大部分剛形成的癌細胞。

　　癌組織取得能量的形態，癌組織經過一連串細胞基因的突變，漸進性多重階段造成，而這不良的惡性腫瘤、癌組織要夠大，在 X 光中才能顯現出來。癌組織細

胞質內的無氧糖解，以葡萄糖分子無氧分解代謝取得能量，癌細胞再分泌微血管增生素，接通微循環、直接從微血管中取得需要養分，跳開了體液中許多激素、自我凋亡機制。癌組織大量的微血管，從無到有、緩慢漸進，最後形成一個微血管團。古來皇家的太醫說，癌組織是微血管增多病症，形狀有如馬蜂窩，是慢性病、缺乏硬蛋白。

惡性腫瘤組織形成，源之於身心功能的意識蘊積，長年陳積的意識活動習慣，形成組織僵、硬化，血氣不活絡、代謝不活潑，細胞得不到充足的氧與營養分的新陳代謝，細胞吃不飽、細胞日弱，部位功能漸進減退發展；或如免疫細胞群的防禦機制衰退，使癌化細胞有機可乘的形成惡性腫瘤組織，也是癌症出現的機率隨著年紀而增加，原因始自細胞日弱、人體退化，形成 DNA 突變的快速累續結果。

抗癌的復健根基，在於體液、內在環境的改變，台灣大學醫學院附設醫院細胞病理學專家李豐醫師說：

「在醫院的實驗室裡，培養癌細胞發現的現象，如果加進氧氣，癌細胞便長不起來；如果加進二氧化碳，癌細胞便繁殖得很快！」

惡性腫瘤、癌病變的抑制，旨要在於病變中，深入全身組織氣血活絡的運動，使組織的微血管與體液的氧分子濃度提升，促進正常細胞新陳代謝、抑制病變的癌細胞生長氛圍；從得法的內在器官、功能組織的太極運

動原理，在組織血氣活絡、細胞間液加氧，物質擴散熱絡、體溫提升的兩種氛圍，都是同步抑制癌組織成長，直接阻礙癌細胞活性的最佳處方，如皮膚潮濕、濕疹會癢，把皮膚吹乾時，黴菌繁殖的環境沒了、皮膚就不癢。同時，讓缺氧的、已衰退的良性細胞，得到充足的營養與氧氣代謝，是本章節的抗癌、生性運動的生命本能復健根據。

　　癌症的康復功法，如前述改善組織內在環境，氣血熱絡的體溫與氧分子濃度提升氛圍；發現癌症或重病的人，癌組織、不良細胞活躍，或在瘋狂的生長時，須了解體能的生活作息還在，此際，身體細胞的生命力狀態是：

　　「體內尚有大部分良性細胞優勢，維持身心功能、生命活動，所以人體存活如前；只是煩心、憂慮與病重恐懼現象！」

　　這時候，如何維持這大部分功能已衰退、弱化的良性細胞，得到足夠的氧氣與營養，在於心理、意識解放的自覺，歸覺直接落實在全身組織、細胞生性運動，或靜坐的意識虛淨內修。

　　只要身心、意識自覺進入內在，緩慢的養成自主功能組織運動，憂慮意識的靜澄、深入組織心性自覺運動，或靜坐內修都在解除組織心意僵化。

　　全身組織氣血活絡、物質分子擴散活潑，自然改進了內在環境氛圍，抑制了癌組織的成長，提升了大部分

正常細胞的活力，同步化解了重病的憂慮意識。

甚或在病療、臥床中，以心性自覺、緩慢的小運動，在身體可動部位的小小活動，持久的導引周邊組織運動，恆態動能的擴大組織活絡，形成大運動量、耗氧的熱絡，同樣產生前述氛圍抑制癌症組織；是本節傳揚抗癌功法的理念。

人在重病、不惡化的活命根基上，放開意識、心性自覺的深入生命運動，有恆心的掌握、爭取良性細胞健康的黃金時刻，直接在衰退細胞、良性功能組織上加分，重病、存活狀態下累積優勢，漸進向恢復健康、勝算發展。

這漸進提升大部分良性細胞復健，是抗癌勝算發展的掌握，正是李豐醫師的親身經歷，與癌共生、多賺了30年的經驗。癌症末期也不是絕症。

本章以「發現癌組織時」的身心處理，法門在本書提倡的，心性自覺運動、身心同步並進修持；與「癌組織切除後」的復健運動，或如「電、化療或栓塞」等治療中的體弱康復運動。

在住院的治療進行中，厭食、體弱或身體已有某部位不方便活動，不容許做常人運動方法時，模擬幾種身體部位小活動方式，持久的部位活動、組織氣血活絡，這部位組織持久活動、熱絡擴大的運動效益，漸進擴及內臟組織活絡的較大運動量與耗氧。

也可依自己身體部位能動狀態，坐著、躺著的舉一

反三的自創較大運動量、耗氧。

　　在西醫療程、體能很差之下，從提升腸胃功能運動、促進食慾，確保醫療消耗體能的恢復，再進入第五部份防癌的內臟運動，都在正常細胞活力的加分道上。

　　癌組織的發展是慢性症狀，先消除厭食、提升食慾，維持良性細胞存活的營養分。以恢復生命本能的運動、內修，存活勝算在這傳奇的細胞生命運動與靜坐內修，時間、空間都掌握在自己的手中，值得大眾重新認知、評估的康復功法。

1. 發現癌症病變時

　　生命力在全身細胞，細胞活力的「覺」性、若無的存在全身組織、展現身心活動外在；心理、意識影響生理功能，歸覺於內臟各組織心性自覺，緩慢的養成運動、深入生命內修，內在心意的靜澄、化解組織僵硬的阻滯，真鬆的及於細胞自律本然的活絡修為；啟動細胞代謝量能的生機效應，同步化解癌症恐懼、憂慮意識，關係人體的年歲老化。

　　內在心性功用繁複，細胞生命的「覺」若無如虛，解說沒有共同語言、理解不易，本書以許多不同角度的門道例述，或有反覆的「婆心」之義，須能耐心閱讀、細細體會，自覺本能的掌握生命、勤行內修。也如前述老子的叮嚀：「始於易、修於細」旨要。

　　人的心理、生理功能活動一體，生病的想不開、耽心生死，是常人的意識現象反應；現在許多癌症醫療方法，為了消除癌組織、癌細胞，將周圍免疫組織細胞群，好壞組織細胞通殺，同時消除了環繞在腫瘤周圍，長期建立的病變抑制組織；或如常有病人的電、化療後，不久就往生的現象，讓社會大眾談癌色變，一旦經醫師疹斷了癌症時，就像被判死刑、告知死期似的，憂心、恐懼的不知所以然。

　　實際上，癌組織能顯現在 X 光片上，是經過細胞多重突變、長期養成出來的，腫瘤組織形成已經三、五年前或更早；任何嚴重的癌症病變，都先不用耽心的、冷靜的思考了解，你的生命還存在、尚活著，甚或生活於常態作息中，先從內在意識層面的耽心，掛慮重病的情緒放下來，理解擔憂心情（PART 2）。

　　老子的經驗「無生死之念」，《道德經》：「陵行不避兕虎，入軍不被甲兵（50 章）」，隱喻人生像「上山遇虎，或戰場上面對死亡」，內心隱含了「死之念」恐懼意識狀態。

　　生死是人人都會有的經歷，先認知生死、能看淡生死，將耽心、憂慮死亡的情緒、意識自覺，歸於生命自覺本然、本能的化解之。

　　人生遇上了癌症病變，如遇兕虎、戰爭面臨死亡，如果能以不怕兕虎、不怕戰死的對待癌症，老子說：「虎無所措其爪，兵無所容其刃，夫何故也？以其無死

地焉！」生死是人的意識觀念，與細胞生命、生性存活是不同層面的兩回事，當如遇上癌症能夠積極的面對，不在心情、意識上自判死刑的如不畏兕虎的面對，不怕戰死的努力、奮戰，勤行於組織細胞生命運動，或靜坐心性自覺內修，歸於生命的覺性本然狀態。

老子的經驗告訴我們：「無死地焉！」的不會死了！！ 細胞覺性本具自足、恆安狀態，也是佛家的「自性俱足」境界。

功能意識、組織心性自覺的進化，卸除了對癌症的恐懼，歸細胞覺性不憂心，自覺不消極，自在於求生本能、反而是加分。甚或遇上癌症末期，身體的細胞結構：

「體內 在維持生命功能的良性細胞，比惡性腫瘤、癌病變細胞還多還優勢；現在開始，讓佔大部分好細胞的一方，與較少的病變組織細胞一方，做健康比賽，或如拔河競賽好了。」

不能放棄，放棄就是輸家，除學習身心自覺法門，養成心性正面發展、合乎生命本然之道，不向憂鬱、怒氣不甘願的負面意識發展外；以心性自覺、深入全身組織運動，直接使微循環血氣活絡的各種運動，自能提升組織內液中氧分子含量、控制癌組織的生長，讓良性、弱化的大部分細胞，得到充足的氧氣與營養分，是發現癌症，或重症狀態時，先保障存活的運動黃金時刻；或如以身體部位小小動態、自覺運動的延續，持之以恆的

動形成較大動能、耗氧，維持全身組織血氣、內在環境的體液擴散活潑，大部分已衰退的良性細胞，漸漸提升能力、恢復功能，如免疫細胞功能提升，是身體趨向健康發展的另一層保障。

後面運動介紹，也在提升消化功能、直接促進食慾，改善病患者的厭食狀態。北京的劉太醫說：「知道餓的人，就能活下來！」病體營養充足、細胞代謝活潑，如提升免疫細胞能力，免疫加強、壓制癌組織。

與腹式深長呼吸的運動，腹腔內臟肌群及橫膈膜同步舒張、緊縮的內在運動，促使腹腔中，內臟軟性組織的按摩與大量的靜脈血液，隨著腹腔的緊縮活動快速回流心臟，帶動生理學上有名的法蘭克─史達林（Frank-Starling mechanism）的心肌機械特性，改變心臟搏出量的先天機轉效應，全身血液循環自然暢旺；與心性自覺直接活絡內臟組織微循環，直達抗癌、恢復健康的內臟運動。

如病體還不弱狀態，可進入意識自覺內臟運動（參見 177 頁），提升運動量、耗氧的深入，或如身體較衰弱、不能承受較重的運動量，可以真鬆學走路開始養成（參見 188 頁）。

以腹式呼吸、養成腰薦內外肌群，主導腰胯、雙腿的虛實互動走路，歸覺於組織心性的舒鬆運動，身體重量落在實腿的腳掌著地處，以平時走路的手腳互動狀態，做深長腹式呼吸、較大步的，緩慢的雙腿虛實交互

的走路運動，在平地、路面或鄰近學校運動場較平坦，早晚各運動一次，每次一小時以上的恆態走路，形成腹式呼吸泵與肌肉泵，加速腹腔內靜脈中的血液回流，這恆態、持久的耐力走路，也是提升運動量、耗氧的方法。

李豐醫師的經驗：「運動讓人看到明天；不怕（體弱）困難，堅持的運動下去，困難才會走開！」

生病的復健運動，須追究到生理、心理深層之後的生物自然生命領域，細胞自性本然的生命力，才是人的身心功能健康根本；運動中發動生機活絡因子，是內在自主功能、組織心性功用，細胞代謝活潑隱層，源自生物生命本然的自律天性。

20 世紀西方有名的心理學家弗洛依德曾說：「一個人的潛意識、心性不願意死，他是不會死的。」這「潛意識、心性」概括了心意根源、細胞活性的覺，近似《道德經》的無生死觀念，老子解說了「有、無」，「有」是功能意識、組織心性狀態，「無」是細胞通透功能的覺、若無。

在 PART 1 就提到人的老化是細胞功能的減退，此際，歸細胞生性自覺內修沒有生死之念，化解病變掛慮的心情，心性自覺、心意清澈的及於細胞生命運動。

先能意識自覺、意識歸覺靜澄的小運動開始，漸進組織心意澄清的進階深及細胞生命自覺發展。傾向心意虛淨的代謝熱絡，組織氣血活潑的擴大、運動量能的提

升。直接促使細胞全面恢復活力，即是本小節運動、本能自救的義涵。

2. 癌組織切除後

人體功能正常狀態的時候，突變的癌化細胞會自我凋亡（參見 33 頁），或如被 T 細胞消滅等許多免疫功能抑制。當人體被醫療儀器驗出癌症時，癌組織的生成，可能已經好幾年了；癌細胞形成惡性腫瘤組織，與免疫細胞的防禦機制在體內消長互動，所以，癌組織的生長速度很慢，惡性腫瘤、癌症是慢性病，不是急症。

癌組織尚未擴散，早期的癌症使用手術切除是常態，但是生性病變因子尚在，細胞基因的突變、癌化的體液環境還在，組織細胞一旦又突變，病人身上乃可能會再形成新的癌組織，或有小小的癌組織、X 光顯現不出來的存在。還是要從組織提升微循環的氣血活絡，改善細胞代謝功能、提升免疫功用，消除導致癌細胞病變因素，都在本節身心自覺運動修為入門，及於組織體液環境的代謝活潑。

多年來常認為高營養，會促使癌組織生長是誤導，多吃蔬菜、水果是方向，或如現在許多人以吃素養病，反而讓維持生命的大多數良性細胞，吃不飽，或得不到需要的營養，如大分子蛋白質、硬蛋白；使已衰退的細胞功能趨向更負面發展，免疫功能更弱，反而減除了對

癌細胞生長限制，與治癌、抗癌背道而行。

吃素缺少了各種動物性蛋白質，對防癌、控制癌組織沒有幫助，如免疫細胞須要膠原蛋白質，吃素不足營養、對健康沒有幫助；古來的老太醫有要求，癌症病患喝牛蹄筋湯，補充膠原蛋白質的好建議。

所以，下面的生性運動安排，以腸胃道運動促進吸收功能，與擴遍全身組織氣血活絡為主題；全身細胞的代謝活潑，細胞吃飽、有力量，提升免疫功能、消除不良基因的突變因子，也使手術後，化解了癌化因子，無後顧之憂的向身心同步健康發展。

弱化的好細胞吃飽了，抗癌勝算在生命運動的掌握；前節述及體內的良性組織細胞、與癌組織的存活競賽，生命運動的黃金時刻，這得法的運動精神在癌組織切除後一樣重要，對於或有 X 光顯露不出來的癌組織，很需要這種運動精神與實效，而且要養活全身細胞，讓良性細胞不挨餓的維持優勢，減除癌化細胞活力或傾向病根縮減。

各種手術後不久切口還痛時，醫師常要病人下病床活動，有點痛的開始學走路，對傷口癒合有幫助等等；此際，可以靜態入門養成（參見 156 頁），配合腹式呼吸修習，如果傷口在腹部時，腹部內外肌群暫時不要用意、用力，不影響腹部切口癒合，只以自覺緩慢的養成腹式呼吸習慣；切口癒合、不影響時，再回歸「靜態入門養成」解說運動操作；腹式呼吸是內臟運動入門，開

啟腸胃道運動，與內臟組織、生性運動的門徑，勤加練習、養成是需要的。

所有的運動進階，都在不影響「切口癒合」為前提下，漸進的深入、提升運動量、耗氧；先從深長呼吸進階（參見 163 頁），再向加深腹式呼吸法、動態運動式（參見 172 頁），到（參見 177 頁）中各節的運動，主旨在提升消化功能運動、促進食慾，並以高蛋白質、高維生素、高纖維的飲食，與的身心自覺、真鬆修持（參見 188 頁），外在找出生活上的盲點，在內心改變、歸覺渙化意識障礙，以身心、意識自覺運動，身心全面勤加運動的堅持下去，身體的健康自然會慢慢獲得改善。

這裡再推薦「單腿站樁」運動，立姿開始如下圖（圖 3-1）：

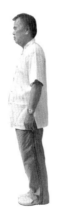

圖 3-1 ↓

左腿後退一步（如圖 3-2）、重心後移，全身重量落實在左後腿、腳掌著地處（如圖 3-3），腹式呼吸、吸飽氣，如下圖：

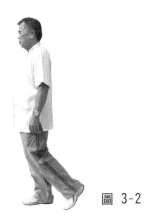 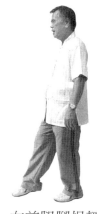

圖 3-2　→　　　　　　　圖 3-3　↓

　　腰身、左後腿向下半坐，右前腿腳根輕提、腳尖著地鬆放，呼氣如圖 3-4 ①之側面圖、圖 3-4 ②正面；並維持現狀，左後腿單腿站椿、腹式呼吸 5 分鐘（或依自身單腿支撐力加、減，以下同）。身心、功能意識全面自覺、鬆放，以緩慢、深長的腹式呼吸，如與神氣導引（參見 159 頁）並進最佳。

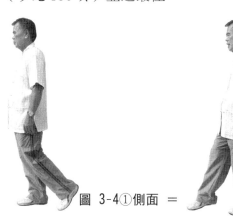

圖 3-4①側面　=　　　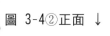圖 3-4②正面　↓

　　然後，呼氣、右前腿的腳根放下，身體重心前移右腿（如圖 3-5），左後腿前收，吸氣（同圖 3-1）。

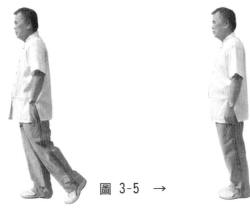

圖 3-5　→　　　　　　　　同圖 3-1　↓

換右腿後退一步（如圖 3-6），全身重心後移，全身體重量落實在右後腿、腳掌著地處（如圖 3-7），腹式呼吸、吸飽氣。

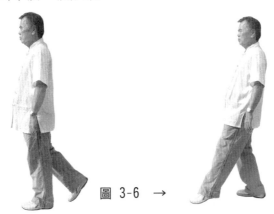

圖 3-6　→　　　　　　　　圖 3-7　↓

腰身、右後腿向下半坐，左前腿腳根輕提、腳尖著地鬆放，呼氣、如下正側面圖示；並維持現狀，右後腿單腿站樁、腹式呼吸 5 分鐘，身心、功能意識全面自覺、鬆放，以緩慢、深長的腹式呼吸，如與周天導引（參見 199 頁）並進最佳。

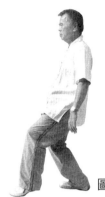 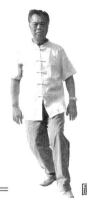

圖 3-8①側面　＝　　　　　圖 3-8②正面　↓

　　然後，呼氣、左前腿腳根放下、身體重心前移左腿（圖 3-9），右後腿前收，吸氣（如圖 3-1）：

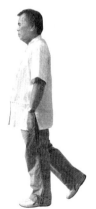 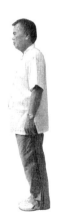

圖 3-9　→　　　　　　　同圖 3-1

　　如此的雙腿虛實的互換做運動 3 次以上；或延長每次 8、10 分鐘，或依腿力的忍受度延長時間；純熟、雙腿力道提升時，進階「雙手平舉、單腿站樁」的全身內外運動。

「**雙手平舉、單腿站樁**」進階運動，加上雙手平舉、雙腿互換的「**單腿站樁**」，平舉雙手的沉肩、垂肘，鬆腰、鬆跨，單腿站樁加重運動、耗氧運動如下：

左腿單腿與雙手上舉站樁，雙肩下沉、垂肘，鬆腰鬆跨站樁式，正、側面架式圖（如圖 3-10 ①②）：

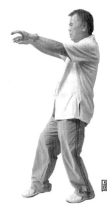
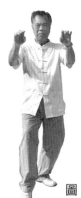

圖 3-10①側面　＝　　　　圖 3-10②正面

右腿單腿，雙手上舉、沉肩垂肘，鬆腰鬆跨站樁式，正、側面架勢圖（如圖 3-11 ①②）：

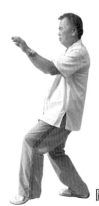
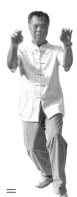

圖 3-11①側面　＝　　　　圖 3-11②正面

　　此雙手上舉、單腿站樁運動，起始動作及站樁時間，與前述立姿站樁一樣，只是將立姿站樁，增加雙手上舉的加重運動量、耗氧；隨著自己的體能狀況，加深、加重的提升運動量、耗氧即是。

　　前述養病運動、已提升體能，運動漸漸自如的時候，可以自己安排每天的運動菜單，以腹式呼吸功法（參見 152 頁），如周天導引（參見 199 頁），做向前彎腰式，或加上，向左、向右彎腰式，各做三次以上當暖身運動，再進入爬樓梯運動（參見 180 頁）一小時以上；或腹式呼吸、周天循環，做動態運動式（參見 172 頁）十分鐘以上，當暖身運動，再進入走路運動一小時以上，或爬山運動；或又配心肺功能運動（參見 184 頁）等等，如雨天爬樓梯運動，晴天到郊外走路、登山，主要能夠身心、意識自覺，歸內外組織覺性的真鬆狀態下，以緩慢、深長腹式呼吸的周天循環，由內臟器官肌群自覺，主導身體、四肢的身心運動。

　　亦即身體、四肢使控意識放鬆，歸內在自主功能意識自覺，深入組織心性自覺運動、鬆於全身細胞活絡修為；主旨在全身組織微循環氣血活絡，歸覺細胞全面通透活潑。

　　持之以恆的做運動，組織氣血活絡、物質分子擴散無阻的維持，體液內在環境得到改善，細胞新陳代謝活潑，是直接改善手術切除後病況，與減消隱在病根的方法；人的「身心內外、功能意識活動一體」，緩慢的歸

組織心性自覺的全面運動，加上運動時間延長，等於大運動量、耗氧的運動效益。

如果發現癌組織病變已轉移時，身體的免疫功能已相當衰弱，不管有多嚴重症狀，癌症惡化之前或之後，此時，不良病變組織的強勢，尚未能傷及生命，尚有大部分維持活命的良性細胞生存功能，維持病體存活、不死的現狀。

在醫療上與病患心理中，都以急速解除癌症病況作為治理方向，使現在的醫療，以放射電療、藥物化療或栓塞，為抑制癌組織的增長，或殺死癌細胞為主導，但是，也同時殺死了周圍的正常細胞組織，或限制癌細胞藥物，也影響了大部分已衰退的良性細胞，使維持生命存活、已衰退的各種功能細胞，向更負面、弱化發展，對癌症抗戰上、站錯了邊。尤其是，把長期包圍在腫瘤病變周圍，免疫功能組織破壞了。

癌化的突變細胞生存力，比周遭免疫細胞強，若小數癌細胞未被消滅，重起爐灶、分泌血管增生素，重新在微循環中取得養分；在腫瘤周圍免疫組織已拆除下，癌組織復生、一發不可收拾，是目前許多物療、化療後復發的現象，如一位青天部長的病況，化療不久、剛在電視上說指數已下降，不久又報復發病逝了；從慢性病演變成急性病。

這例述不是暗示讀者，不要信任醫師或醫療專業，而是要大家認知癌症是長時間形成的病變，也並不是必

死的病症；如前述「維持生命功能的良性細胞」優勢上，勤行於自覺運動的加分，如台大醫院李豐醫師，與癌共生經驗；抗癌勝算都站在弱化的，大部分良性細胞的強健發展、不會死人。

緣起於太極拳術內修經驗，與道、禪先賢的經論啟示，在自然生命健旺本然的根基上，詮釋抗癌、康復修為路徑。

從身心、意識自覺，深入細胞生命運動，與靜坐自覺內修化解重症恐懼意識，同步深入細胞生命自覺、代謝活潑健康，建構在人體生命本能的根基上，解說了自然生命奧秘，是本書著述、宣導抗癌的全新指針；也如台大病理醫師、癌症患者李豐醫師說，每一個人都有權利選擇自己防治疾病的方式。

3. 醫療中的生命修行法門

抗癌的黃金時刻，在病變官能組織自覺內修，勤行、堅持的生命運動與靜坐內修，促進耗氧的代謝量能熱絡、抗病生機，並消除厭食與維持消化功能吸收機能，讓大部分尚好的、已衰退細胞能吃飽；良性細胞優勢維持與提升，作息依然、不被病倒，與癌共生、自在的過每一天。

下面的各種運動例述，配合靜態自覺修持，習者依病況、身體能力狀態，自我調節運動的輕重，主旨在

體內尚好的功能組織、大部分已衰退的細胞，從內在修為中得到營養、恢復功能；也是良性功能組織、細胞，與基因病變的癌組織競賽，使尚在正常一邊的大部分細胞，得到充分的氧氣與營養分子代謝，自能提升免疫功能，癌組織傷害不了人的生命；生命修為讓病體不再惡化，在正面上加分、掌握優勢；抗癌、復健在於勤行的深及細胞內修。

住院、在病床上，如切除腫瘤或做各種醫療，臥病、打點滴或身體虛弱，不適合用意、用力做任何運動時，以下方規劃幾種自覺活動方式，以持久的做、自覺等持的做、有恆的常做，促進、維持全身組織氣血活絡，等同運動、耗養的提升效果。再從健腸強胃運動開始，進入常人的各種運動。

（1）歸覺腹式呼吸養成

病療中，如果身體很虛弱，或如前節提過的開刀後，不影響切口癒合，可以靜躺著養成腹式呼吸活動；不用力也不著意的，將內外意識歸覺性、自覺方式，緩慢的養成腹式呼吸。

吸氣時，身心內外歸覺舒鬆，將空氣吸向腹腔、橫膈膜自覺擴向小腹，形成腹腔吸氣狀態；呼氣時，橫膈膜鬆放、彈回胸腔，再加上收縮小腹、海底穴，自然而然的呼出較多空氣，亦即太極的丹田吐納功法。

以腹腔內臟活動的呼吸效應，引發臟腑組織全面運

動,按摩腸胃、促進腹腔中大靜脈血液,呼吸泵效應的血液大量回流心臟,心血管提升的血流量,在全身組織自覺、舒鬆狀態下,微循環全數承受活絡,組織血氣活潑,同步引動各種生理功能機轉效應。

在電、化療中的人,身體沒有傷口,只是虛弱、無力感,不想吃東西或不願意動,要直接依照腹式呼吸功法(參見 152 頁),自我勤勉的以心性自覺養成腹腔呼吸活動,加深腹式呼吸與動態深養,將腹腔中靜脈血液,以呼吸泵、運動泵並進的活絡全身,這方法也是腸胃功能運動,促進食慾與消化功用直接提升,解除電、化療間食慾不振症;直到肚子感覺會餓的效益展現,須有生命毅力的自我勉勵、自強的修為。在身體狀況、精力容許下,甚或可向深長呼吸進階(參見 163 頁)或生命自覺進階運動(參見 197 頁)。

(2) 坐姿、扭腰轉肘運動

臥病中身體虛弱、無力感,需要多一些肢體自覺活動,來提升全身組織血氣活潑,以坐在椅子上或床沿上(如圖 3-12),坐姿扭腰、轉肘活動,與扭腰、轉肘運動要領類似(參見 221 頁),只是不以站立方式展現,改用坐姿自覺運動方式,與採用前項腹式深呼吸法門,在坐處腰薦內外肌群自覺,主導上身、雙手肘的扭轉活動。

全身組織心性自覺、歸覺緩慢的動,由腰薦內外

肌群內意自覺、不用力的貫串上身扭動雙手肘，身手隨腰扭轉、內外組織全面自覺活動；較長時間的歸覺扭腰、轉肘活動，如百下，或千下的動，內在臟腑組織熱絡、耗氧，及於內外組織覺性產生熱絡，或如放屁、打嗝現象，直接消除厭食、促進食慾，只要有食慾就有勝算的機會；小小的、恆長的、歸覺緩慢的動，形成內外功能組織血氣活潑的運動效果，如下圖示（圖 3-12 ～ 3-15）：

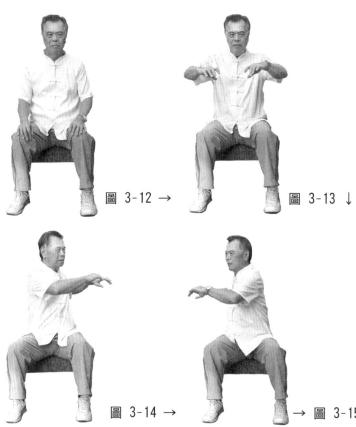

圖 3-12 →　　　　　　圖 3-13 ↓

圖 3-14 →　　　　→ 圖 3-15

　　也以吸氣、緩慢的，向左向右反覆扭腰轉雙肘三次，呼氣、緩慢的，向左向右扭腰轉肘反覆三次開始，再向反覆四次、反覆五次或更多次，延長活動、提升腹式呼吸深度；在坐處腰薦內外肌群自覺，主導上身、雙手肘自覺的扭轉活動，歸覺、真鬆的直接消除厭食、促進食慾，例述內臟部位組織運動之一。

　　如胸腔組織運動之二，同樣腹式深長呼吸方式，由胸腔內外組織意識自覺，歸覺在上身、胸腔內臟各官能組織，主導扭腰、轉動雙手肘，直接扭動肺臟組織、大小支氣管，與食道、胸部乳房組織等運動；在胸腔內外組織心性自覺、緩慢的轉肘活動，與腹式呼吸同步的深長提升，緩慢、持久的活動形成部位組織氣血熱絡，出汗的運動、耗氧效益，亦即此部位組織體液、內在環境，含氧濃度、熱絡的升溫氛圍，直接抑制了支氣管癌、肺癌，與女性的乳房癌或食道癌等；運動時，歸覺在胸腔、氣血活絡在此部位組織。緩慢、深長腹腔自覺活動的呼吸泵，心血循環提升的活絡全身組織，讓維護生命的良性細胞吃飽、身體健康。

　　與在橫膈膜、肚臍部位自覺主導，或臍下小腹部位自覺主導，及在海底穴、坐處的組織自覺主導扭腰、轉肘活動；歸覺在哪個部位運動，即此部位相關的官能組織氣血活絡，或如歸覺在病變官能組織部位運動，提升病變組織部位的氧分子濃度、氣血熱絡的升溫，直接抑制癌組織成長氛圍的運動，如肝膽、胃胰臟器癌症，或

小腹的消化腸道、背根腎臟,以及男生前列腺、女性子宮相關病變,甚或水谷之海功能、大腸癌組織,都可以直接歸覺於部位運動。

人體神經脈絡緊密、牽一髮動全身,在病變組織整合神經自覺、持久的小運動,組織熱絡擴散、傳導迅速,只要身體流汗即達運動效益,空出飯後時間與午後休息,將這些部位組織自覺運動當習題、功課;也可以自創其他的活動方式,只要以組織心性自覺的動作,持久的小運動促使身體內外組織熱絡,自能形成大運動量的流汗與耗氧效益。

(3) 意識自覺靜坐

於此化解老化意識,人體後天意識的形成,始自出生後的成長過程,生活經歷的心理陳積(參見 PART 6),大眾生活作息的身心活動,習慣於後天意識層面活動,也形成了體內大小功能意識流,相互干擾、阻礙了細胞活性本然,自然生命本能受限、不能全面發揮。

這些年歲退化的生理狀態,即老子在《道德經》的「物壯則老」,與佛家的「自性業障」,說明心理阻限生理的常態;化解意識阻障、純覺活潑,細胞活性本然、生命本能發揮出來,即意識自覺、組織心性自覺深入的道修靜坐旨要。

靜坐內修的方式,在 PART 6. 專章解說,內臟組織整合神經自覺狀態,意識的靜、澄與自律本然活潑,

如內在心跳、血管的脈搏活動，各種自律功用熱絡感知；內臟部分組織局部，代謝因子改變、代謝的活潑，促使小動脈擴張的主動充血，提升微循環血液流量，不久全身組織會有熱烘烘感知。

如雙手掌指會脹脹的血流活絡效應，是自律交感神經投射，小動脈與微血管入口括約肌舒鬆，組織微血管活絡、細胞代謝活潑。

身心自覺靜坐內修，是病重、身體虛弱，或開刀、傷口尚未癒合，不能做運動時，以靜態的意識虛淨修持；將常時習慣於意識活動的心意靜、澄，歸細胞生命活性、自覺本然的新習慣養成。在於意識阻滯常態的化解，啟動內在生命自律活絡因子，回歸生命活力本能、細胞代謝活潑復健的好門路。

平時的意識活動習慣使人體筋骨脈絡失去彈性，官能組織僵、硬化，阻障了組織生性活潑，微循環不活絡、細胞代謝不佳；靜坐過程的意識靜、澄，向虛、淨發展的化解修程，歸於覺性清純、靈明的生理機轉發展。

深入組織心性自覺內修時程，心意虛淨的生機轉變，亦即細胞代謝量能提升，引動微循環熱絡、心血管循環流暢全身的生機效應。

靜坐時程的組織氣血活絡，體液中高濃度的氧分子氛圍，與組織代謝熱絡的升溫氛圍，直接抑制了癌細胞生存、惡性腫瘤組織生長，是治癌的生命本能法寶。

（4）臥病中的輕量運動

前面述及醫學上，惡性腫瘤組織切除後，病變組織與周圍的膠原組織圈都沒了，在 X 光上看不見腫瘤，並不代表癌組織、癌細胞都全被消除，或有殘存的癌細胞，會以放射治療、化療等，清除惡性腫瘤、癌細胞。防癌、抗癌的確保，在於維持人體生命的大部分良性細胞代謝活潑，不再繼續餓肚子！須從運動中，促進組織血氣活絡、營養分子進出擴散活潑，與血氣中高濃度含氧氛圍，與運動熱絡直接控制癌細胞擴散，是臥病得法運動、復健黃金時刻。

臥病在床上時，以身體自能活動的部位，以意識自覺的小活動，比如在病床上，打針的手或腿不能動，以另一手的單手或雙腿的活動，抬腿、舉手的較長時間活動，部位性、持久時間的舉動，與 PART 5-1 項的腹式呼吸入門，帶動內臟全面同步自覺活動，這持之以恆動態，內外自覺貫串的持久活動效應，自然造成組織氣血活潑、擴遍全身的運動效益，組織熱絡、流汗效益，形成較大的運動、耗氧效果。

這抬腿、舉手的輕量活動，與腹式呼吸、內臟自覺持久動態，依自己身體能耐，以五分鐘、十分鐘或十五分鐘，或更久的連續耐力活動，體內熱絡、出汗效益更佳，休息五分鐘再做第二次，連續三次以上的活動，於上、下午、晚上各做一次或以上。

　　老子說：「始於易，修於細，終不為大，能成其大。」在臥病中能恆心的活動較不容易，此時，以容易、簡單的舉手、投足活動，或抬腿、扭腰、轉背活動，微微小活動持久的形成運動量，自覺貫串內臟組織小活動，經小部分組織氣血活絡的「終不為大」，向周邊組織漸次擴大活絡面，自然「能成其大」的運動效果；須認知，這舉手、投足間，以腹式呼吸帶動內臟運動，促使體溫熱絡、體液氧分子濃度提升的兩種氛圍，是防癌、抗癌的生命本能療法。

　　腹式呼吸與自覺的抬腿、舉手運動，如連續的做幾百下，運動量也是驚人的大，這身心、內外的同步小運動，也是滾石不生苔理念，小運動「自覺的修於細」、越徹底、效果越好，晚上也容易入眠；但須習學者自悟自覺的勤行，有恆心、耐性的運動，內在自然需求營養、改善厭食，掌握了大部分良性細胞的活力，在存活、康復層面上加分；癌症病變不擔心了。

　　能稍微站立時，就在病床邊站立，甚或用手扶著站立，維持身心、意識自覺的站著做腹式呼吸，帶動內臟全面活動外，全身內外歸覺的真鬆，身體重量落實在雙腳掌心著地處的站立狀態；這身體重量鬆落於腳掌著地效果，或單腿輪換站立、提升運動量效益，也是太極運動的真鬆要門。

　　體內心血管中的壓力，除了心縮壓之外，還有心臟到身體各點的血柱重量，生理學上說，心臟到足部的血

液柱重量約 80mmHg，在身軀平躺狀時，足部血管中的壓力值 25mmHg，站立時壓力值增加為 105mmHg；依身體能耐度做較長時間的站立，配合靜態入門養成（參見 156 頁）腹式呼吸，如站五分鐘、十分鐘或十五分鐘一次，休息五分鐘再站立，連續三次以上的靜站運動等等；或如前述的，向「單腿站樁」、「雙手平舉、單腿站樁」的次第深進運動，這身心自覺、靜站運動，也是直接遠離病痛困難的好方法。

以上運動方式例述，習者可依自己身體病況，安排其他可行的輕量運動方式，要領在於身體、四肢使控意識自覺的鬆放，歸組織部位、內在心性自覺修為，配以腹式呼吸、下丹田同步「呼吸泵」效益；身心內外恆久的持續運動，並與前項的靜坐內修搭配，內在功能組織心性自覺靜修，直接提升代謝活絡因子的生機效應，自療效果在全身組織的血氣熱絡、細胞全面代謝活潑；這歸覺的動、靜內修，要道在於勤而行之。

這臥病、醫療期間的自救，首要在消除厭食、直達全身血氣活絡，使體內已衰退的功能組織，退化細胞得到更多營養，得到充足的氧分子代謝；只有全身組織氣血活絡的維持，病情不再惡化、細胞衰退的恢復加分，自然掌握活命勝算。

李豐醫師說：「只要意志堅決、有恆心的運動，不被擊捯，就可以站得起來，可以不必捯下去。」這說法是常人的語言；只要歸在全身組織心性自覺運動深入，

對生命覺性真知修持、勤行於組織自覺修為，細胞新陳代謝活潑，微循環活絡的生機效應；細胞復健、覺性純真，生命本能「就可以站得起來，可以不必捯下去」！

(5) 歸覺內修得健康

北京的歷代皇家太醫診斷，癌症有厭食的現象，不想吃飯、沒有食慾；是消化功能不彰，自然是代謝不良、維持功能的細胞都餓歪歪，這不良的代謝環境，是**尿酸、二氧化碳高濃度氛圍**，正是癌化細胞無限制分裂，惡性腫瘤喜愛、成長的內在環境。

癌症在電、化療或栓塞治療期間，形成厭食、吃不下食物，身體虛弱、細胞在喊救命時，不知掌握內臟組織直接心性自覺運動修為，細胞活活的餓到無生命力；負面發展如前面提示的「生命的輸家」。

電、化療期間的厭食，「不能放棄」內臟自覺運動修為，如前的腹式呼吸、在腸胃消化官能組織心意自覺，深長的腹式呼吸泵，自覺、緩慢的輕量小運動，持久形成腸胃較大運動量、耗氧之努力，如小運動過程中，腸胃蠕動的廢氣、放屁排出反應，自然能減除厭食、化解食慾不佳現象；肚子會餓、想吃東西的展現狀態。

在療程後，當然亦能走路、在家修養，病體漸漸提升功能，可以漸進加重運動量，在 PART 5 的防癌運動修持，使大部分維持生命的良性細胞，繼續不斷的得

到充份的養分補給，復健機會在不斷努力運動修為的一方。

提升動物性膠原蛋白質營養分，免疫細胞需要最高等級的動物性大分子蛋白質，所以，癌症病人吃素是錯誤的導向。

等級較低的植物蛋白質，像葡萄糖容易被癌組織優先接收，以無氧糖解養壯了癌細胞。如許多病人體弱無勁，這個禁忌、那個不能吃的營養不良時，醫師常常給了營養針，要補給病人碳水化合物營養分，被癌細胞直接從微血管接走了，良性細胞在體液中的通透、吸收不到；癌細胞反而大量的得到葡萄糖，大量的無氧糖解得了營養供應，也產生了大量乳酸降低了人的食慾，使病體向更負發展的不良導向醫療。

需要動物性大分子蛋白質食物配套，加強前述消化功能運動，提升體液中氧分子含量的氛圍，維持正常細胞的有氧代謝路徑優先，在組織血氣熱絡的體溫提升，與充滿氧分子的兩種氛圍下，自然抑制了癌組織成長，步步走向康泰發展。

寫到這裡，**想到了李豐醫師堅強、感人的一面**，與癌症抗戰時「甚至於得了感冒，或拉肚子等毛病以後，即使身體虛弱，仍然堅持的做運動」；又說：「克服困難，鍛鍊自我體能，雨天打傘走街道，與平日爬山的時間相等」；展現了孤鷹痛苦的更新、重生的決心。

這理念與堅忍不拔的、每日不斷的運動精神，是本

節自療自救、恆心運動的最佳表率，李醫師也是本章節「抗癌運動」療法的最佳證人；何況有這套以現代的細胞活性理念，詮釋古來太極運動理念，與道、禪靜坐內修的生命健康秘訣。

　　歸覺於生命本然養成運動，或生命本能靜坐內修，是療病的正確方向、自體復健的生命法門；依訣努力、有恆心的做運動，與靜坐內修，關係衰退功能、細胞日弱的恢復，需要時間，不可能馬上見效。

　　只要在正向的生機層面上勤行運動，病變已離開負面動向，就如你花多少時間把癌組織養那麼大，大概也要花那麼長的時間來減削它吧？使身心恢復健康、過自在人生。

　　自然環境中有許多不良物質會破壞人體 DNA，增加癌細胞突變機率的致癌物質，如香菸、輻射線、某些微生物，存在於水、食物、空氣中的化學分子，或重金屬物質分子。

　　估計 90％的癌症，由環境污染因素所引起，之中一些是現代生活型態所產生；不管癌症病變多嚴重，人還活著就有機會，掌握到每一刻、生性運動的黃金時間，使身體組織微循環維持活絡，體液中氧分子的提升，消除樂於二氧化碳氛圍活潑的癌細胞，維持生命功能、衰退細胞得到救護。

　　生命本能療法的運動，在於恆心、不畏艱苦的持續歸覺修持，康復機會掌握在自己的手中。

楊家秘傳《太極長生法門》四冊、分四個內修時程
的著述介紹：

　　—— 秘在及於全身細胞復健的內功修為～

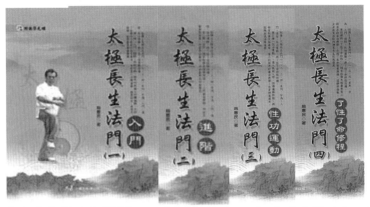

台北市大展出版2012www.dah-jaan.com.tw自我改造：1～4

PART 4.

現在醫療與生命本能的省思

　　源自我們生活在大自然、人文社會環境中,許多外在變動因素對身心的影響,在功能組織、細胞生性形成了意識,阻障了生命本能;細胞代謝阻滯的日弱,功能衰退形成,但是生命力本能並未受影響;生命如水的元素組合,受到外在溫度轉變,液態、結冰、氣化的三態變動;生命如水的元素組合本質並未改變。

　　太極的生命本能運動,始於內外意識自覺、內臟組織運動深入,化解組織心性的意識阻礙,減除生命本能阻障,歸覺於細胞活性修行得健康;不同於常人身體、四肢活動,外在隨意的骨骼肌群運動,在周邊體神經分支端、用意活動的體操。

　　內外意識,歸於組織心性、細胞生命修為的運動,即古來太極的無極、陰陽互換的內在運動,肌肉泵、呼吸泵形成,壓縮靜脈血液大量回流心臟,促進心血管循環流量提升的生機,歸覺真鬆的體內組織微循環,自然承受了提升血流與代謝機轉;如此的虛實交互運動,全身組織氣血活絡、細胞代謝全面活潑,直接改善人體老

化、化解生性病變的功法;這些解說,已落實了中華太極先賢的陰陽之學,更是現代生理學上,人體細胞生命健康的全新詮釋。

太極的丹田吐納修為,即本書解說的腹式呼吸、神氣周天;呼吸空氣只及於肺泡組織,其他部位皆是各官能組織、神經整合自覺的神氣。以腹腔、丹田呼吸,導引任、督二脈循環周天(如202頁周天導引路線圖),進而向高階的「氣斂入骨」修程,「髓海」意識自覺,擴遍全身官能組織活絡。

任、督二脈領域,交互運動、全身健康;在現代生理學上,交感、副交感神經纖維網絡,存在全身各官能組織,同步交互、整合全身功能活動;統合於大腦皮質中樞。古來的《黃帝內經》,以「髓海、血海、氣海與水谷之海」區分身體功能領域。

內在修為的任脈領域,如生理學上的「迷走神經」代表,活絡內臟各功能組織範圍,亦即內經的氣海、血海、水谷之海領域,關乎人體呼吸、心肺循環,全身大小血管的心血循環之源,與消化、泌尿系統的「水谷之海」,代表各內臟器官、自主功能組織運動範圍。反之:督脈領域的運動,即《內經》的「髓海」,以腦、脊髓的中脈,整合身體、四肢筋骨、脈絡肌群活動,相當於生理學的脊髓神經束、神經纖維範圍等等。

認知生命健旺本能,體內各器官功能系統的聯合運作,是生命自主功能隱在作用,自律神經貫連的內在環

境、微循環的血氣活絡，是細胞存活與自主功能發揮的依歸；如果是健康的人，懂得心性自覺運動與自性靜坐內修，維持全身血氣活絡、減緩老化狀態，或減除刺激DNA不良突變、導致細胞癌化發展，知解在免疫能力、生命本能狀態方向努力，可以預見，將大大的防止癌症的發生；或有基因突變、癌細胞生成可能，如能維持心性自覺運動修為，形成病變、傷及生命也是微乎其微。

1. 生理學與生命

人體始自單一細胞（參見 25 頁），細胞執行分裂、生命特化功能，分化成不同功能細胞，組合了人體各種器官、功能組織。

生命超越了生理學，西醫的人體解剖、生理學，以機械論觀點，看待人體生理機轉、解說生命現象，最終都以物理、化學法則，描述人體的生理變化，在恆定控制系統的功能協調下，維持內在環境恆定解說生理。

病變的內在環境不恆定，藥物偏向化學變化的平衡組合，藥物元素、分子結構，對生性功用並不一定有好處，如「藥吃多了，肝、腎臟不高興！」因為這些重要機能被干擾了。

或如癌症的放射治療、化療藥物也是致癌物質，在取決於一時的治標方法，殺了癌細胞組織，也破壞了周圍免疫細胞的防禦組織，治不到病源的生性根本；生命

上的細胞分化、生性作用,與人體中代謝量能的生命本能機制,超越了生理學上的物理、化學法則。

人的生命力已超越了生理學銓述領域,細胞生性本然、人的生命本能,在生理學中,只能以「生理機轉不詳」帶過的解說之,但是,人體的生命本能存在是實質經驗,如現在你我的生命、存在源自古始。

我們的身體細胞,傳承自祖先身體細胞的分株,父傳子、身體細胞分株的代代延傳生命;人的生命本能或族群生活經驗的性向演化,遠自人類始祖的身體細胞基因,代代生活經歷、基因進化傳承,延傳了你我的現在身體,仁性——先天意識的社性基因,與自然旺盛的生命本能互動演化。

生命實體的存在,體內各種功能細胞,組構了人體組織、各種器官,組合了十大功能系統;生命細胞活力、展現的覺性,隱在全身內外功能組織中,生性向外活動、覺性蘊積了後天意識(參見 36 頁),形成了人的身心、功能意識活動,展現了活生生的人體現狀,有生理功能、心理意識反應等等;身體的覺性若無的隱在,但是人人都能感知得到、自我的「感覺」,當身體失去了覺知、人過世的時候,覺性沒了、沒有覺知,功能作用都消失了。

不管多麼年輕、強壯,名模、運動家或大力士,生命覺性離開了,完整的身體、器官組織,就只剩下許多「物質」的身軀組合而已。

生性與病痛意識現象，體內個個細胞的活力展現，由神經細胞、神經元網絡，整合於腦幹、統合於大腦神經中樞組織；腦中各種功能細胞、皮質組織，統合全身細胞的生命功用，展現了人體器官、功能意識活動現狀；人體細胞覺性、生命深層，展現了身心、內外功能意識現象。意識阻滯心血活動，影響生性功用、細胞代謝日弱、人體老化（參見 36 頁），生理痛苦是意識現象，疼痛得受不了時，醫師開嗎啡針解除了意識疼痛，或如許多病重者的痛苦求神寄託，為心安問上蒼都是意識層面的事，不及於生命、細胞繼續挨餓，不能讓餓肚子的細胞吃飽，與生性健康沒有幫助。

活命在全身細胞健康，心性自覺的內臟組織運動功法，同步化解了病變痛苦、重症不安意識，及於全身細胞代謝活潑；與靜坐的意識自覺內修的意識澄清、虛淨，及於組織心性自覺，氣血活絡、細胞代謝活潑，使吃不飽、已弱化的細胞，得到正常的代謝。滿足細胞需要的氧與養分，細胞生性漸進恢復健康，生命本能活潑、緩老化發展，是本書宣導的身心歸覺入門，及於全身組織心性自覺進階，行深細胞生命自覺靜坐內修全程；也是人體一動一靜的生命健康學問。

2. 現代醫療的盲點

癌症、慢性病症，醫師治療癌症的方向，常在急速

解除症狀的治標，或取決於一時的想要消除病變組織，迎合患者憂慮、恐懼意識狀態。從早期可以使用手術切除開始，到電療、化療的加強、栓塞或轉移後療法，都一意的在消減癌細胞，或清除癌腫瘤組織，慢性病症以急症療法行事，很少在癌症形成因子、細胞營養不良病根上用功，對解除癌化內在因子，就更少人關心了。

在癌症形成的長時間中，維持活命的良性細胞一方，還在吃不飽、餓肚子狀態，不在醫療要項中。許多癌症病人不是病變害人，都在厭食、細胞喊救命後走人──餓死的！

目前有最貴的標靶藥物，就認為有機會挽回生命，但卻經常事與願違；如治療肺癌的標靶藥物有「艾瑞莎」及「得舒緩」兩種，藥費都不便宜，儘管效果不錯，但部分患者在接受治療後，還有復發的風險。

有些醫院依病患狀況，以各式的化療、放療和標靶藥物，組合成多種不同的療程，認為是取代消極治療法，實際上，還是在治標的消極領域中；病變組織、標靶完全消滅癌細胞後，體內環境癌化因子，與良性細胞吃不飽狀態還存在，全身細胞弱化或衰退狀態得不到改善，癌化細胞重新生成時，如前述「接受治療後、一年後還是有復發風險」尚在。

前面提過聞癌色變，大眾對癌症病變的不了解，對癌症醫療存在醫盲現象。從認知藥物的物理、化學作用，藥物的醫療極限，許多癌症病患醫療後，是因癌症

而死？還是吃太多藥，惹來一身副作用、醫療性病變，或發生其他併發症而死呢？或厭食、吃不下、將細胞活活的餓死！

　　或如大醫院的分科太細，不同科別存在「本位主義」，醫師只顧自己科別、看局部，看不到整體，易於忽視了其他重要問題，而發生意外。以更寬廣的角度探討醫療問題，與了解醫師的治療方法不是萬能，如何治療好自己的疾病，是每一個病人必須冷靜思考的問題。癌症、腫瘤形成於細胞功能的衰退，細胞基因組合斷裂、失落的修補不良，突變成癌化細胞而沒被抗體消滅，這癌化細胞還須長期與正常細胞、免疫功能抗戰，才能形成腫瘤、不良的癌組織。

　　放射治療、化療殺了癌組織細胞，也破壞了周圍長期築構的防禦組織，殺了免疫細胞，把體內細胞社會的生態、長期圍堵不良組織、壞分子的功能也破壞了。

　　美國頂尖癌症醫師直指現代醫療盲點，並預言了許多可能……在網路上流傳；如北京的《劉太醫談養生》上說，癌症醫療，已放棄了「預防為主的醫療方向」，採取了「養虎為患」招式，治療晚期癌症有錢賺！治死了與醫師無關！！有些病人被醫生治死了，這叫不治之症？！治療癌症的最簡單方法，就是把病人治死！疾病消失了、錢也賺飽了。劉太醫又說，他非常讚賞那些拒絕一切治療的癌症病人，因為他們的壽命，要比瞎折騰的病人長壽得多！等等對目前癌症的放射治療、化療，

貼切形容與善意、積極性的評述；病理知解、防治方式的選擇權利在自己。

被日本民眾稱為「醫界良心」的癌症專家──近藤誠醫生，於日本慶應大學醫院放射科行醫超過 40 年，畢業於慶應大學再往美國留學取得博士學位，專攻癌症的放射線治療，受到日本社會的高度評價，並著述有《癌症別急著開刀》、《患者啊，不要與癌症鬥爭》、《癌症的放任自流療法》，等多部敲響醫療警鐘的暢銷著作。

近藤誠醫生，在其系列書中的主要主張，癌症的常規療法或手術、化療沒有意義，如果得了癌症，應該讓它自然發展，癌症治療不但無益，只會讓患者多受苦痛，飽受折磨等等，這些論述引述自網頁；會使一般人嚇一跳，應有他的理論根基。

養生是養細胞生性，運動及於生性，及於全身組織血氣活絡，細胞代謝活潑的內在運動，是防癌、抗癌的康復根本。目前癌症的放射治療、化療，加上前述新的標靶藥物治療，都未及於細胞、生命病變，只是治標、未及於生性病變根源。

讓全身細胞吃飽飯、恢復生命本然，對生性知解、有信心，在於生性自覺、有恆心的內在運動，繼續運動、維持組織活絡，細胞全面漸進的康復。良性細胞一方全面健康、生命本能的發揮，或有細胞基因病根自然消失，讓生命本能的發揮是癌症病變的良醫。

在這正確的生性運動，加上李豐醫師的運動精神，如李醫師說：「那怕身體再壞，也曾一再地倒下去，但是，只要我堅持，只要我的意志力不倒，我的身體便能慢慢地重新站起來，並繼續向健康的方向走下去！」

自然生命力旺盛本然、強健，人體健康在自性中、不在外求，自我身心、生性自覺本然的運動，或靜坐內修的堅持，身心自覺、自修自得，不在外力，或外求幫助能得到的，求神、拜天只在意識層面的安心，未及於細胞活性、恢復生命本能的健康。

3. 生命本能──療病良醫

大自然生物的旺盛生命力，物競天擇的演化，進化了靈性族群的人類，形成了各物種存活社性，與生物壽限基因現狀。人之初，父母各半基因結合的細胞生命體，生命傳承自人類先祖身體細胞分株，先祖代代生活經驗，競生社性、人的仁性，或人倫、族性的先天意識隱在，都存在人體細胞基因傳承中，展現了人體功能、生性作用。

與成長過程的後天意識，人的靈性本然與先天仁性，或身體功能活動現況都還在基因進化中；人體的基因庫（genome）含有 50,000 到 100,000 個基因，當然也包含了生物壽限基因在內，這不在本書討論範圍。

水土機轉功能，我們已知道在細胞核中，DNA 分子

裡含有核苷酸序列，是控制蛋白質合成的指令，蛋白質決定人的生命體結構與生理功能；人類經歷進化、演變過程，在基因庫中形成 30 億個核苷酸序列，是涵蓋了人體生理功能活動之中，內在許多生命本能的生理機轉與作用，如體液恒定、免疫、水土調適機能，各種生理反應功用，如人體的冷熱反應，病毒入侵、局部受傷的生理機轉自我修復功能等等，都是人體內生命本然的求生功能。

人的求生能力、生命本能，展現在器官、功能組織上，有如李豐醫師說：「即使生了病，身體也有很強大的力量，可以靠自己免疫功能恢復過來，如健康人的肝臟切下 70％，令人訝異的是，三個月之後，肝臟又長回來了，與原來的大小相同。」等云云。

這人體內在的生理本能，有如一部自能維修、恢復功能的電腦，本然求生的機轉能力。由此了解人體的健康運動或內修，須順應這生命本然的道理方能奏功，也是本書主導的內臟運動方法與身心自覺靜坐解說。從細胞衰退、功能老化的恢復，過程是防癌、抗癌的內修與生性運動，向恢復生命本然功用發展。

細胞生性功用領域，是不可感知、不能隨意使控的內在功能意識根源，是自主功能意根的覺性、細胞活性本然，身心自覺、直接歸在內在意根，組織覺性上，從可感知、可隨意使控的意識，與內臟自主功能隱在意識都自覺，歸在組織心性、自覺真鬆的養成運動，須經

外在意識鬆開、自覺，內在器官、功能阻織心性自覺養成，於內在隱層意識的澄清，消除意識的阻滯，達到生性、細胞的運動效益，是一段比較長、較深的運動歷程。

退化與運動的消長，每個人的健康狀態，或病變狀況不一樣，運動的時間效益也各有差別，有時候同樣的運動，已經做了好幾年，好像在原地踏步，令人洩氣；實際上，身體健康狀態在正面上改變的進展中，只是還沒有感受到而已；人體在常時生活狀態，隨時都在衰退中，尤其是病變中的身心功能，向負面移動、弱化改變更快，此時身體沒有轉變差別，表示已抵銷了衰退、弱化的效應；再繼續堅持運動，自然會看到太陽、感受到運動效益。

生命保健的明路，在全身細胞、生性運動修為，直接消除癌症、生性病根的運動功法，正是防癌、抗癌的良醫；甚至以後醫學上有新成就，如從基因工程上突破治癌新藥物，也只及於醫療效益而已，尚未及於細胞衰退、生性病根的消除。

只有身心自覺、生命運動，使細胞基因向更強健的良性突變，才是生性健康、消除癌症病根的最佳方向，進入生命本能功法的全新紀元；這細胞弱化的復健，在全身組織血氣順暢、細胞代謝活潑的修行，向老子的「專氣致柔」嬰兒狀態回歸；這身心、生命本能發揮的長春狀，只要大家去努力就能直達健康的明路。

4. 神氣長生的出發

　　人體健康在身心功能，是內在生性、細胞的事，人的壽命關係細胞隱在的先天生物壽限基因，須從生物層面、自然生命本能化解；人體細胞生性本能，顯現在人體內外具有的求生意志與機制，如身心功能隱在的生性、自我復健功用。

　　這內臟全面運動與深入生性，細胞代謝全面活潑發展，及內在意識虛淨修持、細胞衰退恢復生性本然，是神氣活潑、身心全面健康的根基。

　　在太極運動的本質、階段上，我們以細胞的覺性本然、意識自覺、有技巧的養成腹式呼吸習慣，從比較獨立於中樞神經的腸胃道自律神經分支端，以呼吸功用、擴展向腹腔活動，養成橫膈膜、小腹中腸道等不隨意肌群運動，緩慢、深長的肺部呼吸作用，形成自律功能、內臟器官全面運動效益；這自律的活命器官整合運動，古來內家武學以「命功」稱之。

　　身體中十大器官功能系統，沿神經系快速的整合於腦中樞（參見 28 頁）；經外在呼吸氣作用，同步養成內在自覺貫串的神氣周天活絡，引動血流、內分泌的各種激素，與血氣、力氣隱在等等。古來以「神氣」活絡全身統稱之，這全身各種官能組織整合於神經覺性，各種組織自覺貫連的活動，以神氣活絡全身運動解之；此

時運動已在全身組織活絡，趨向生性自覺、細胞全面運動，也是古來之「性功」修程。

經心性自覺、生性運動進展，從雙腿虛實互換，腿部、腳掌支撐體重比例，及緩慢速度來調升運動量，由內臟組織自覺主導帶動，以腰、脊為中心的上下、前後左右，四面八方動向的全身運動，都在心性自覺緩慢的整體運動，組織生性意識虛淨、傾向全身細胞的生命自覺進展；或如腹式呼吸直接提升腹腔消化功能，及大靜脈血液快速回流心肺，帶動心血循環活潑全身組織發展，都在生理學家法蘭克史達林定律機轉中。

內臟器官功能衰退的提升，心血管循環、微循環的全面活絡，全身組織代謝活潑、細胞全面性日漸旺盛，都是古來武術的內外雙修要領，也顯現了中華武術先賢，對人體生理認知的智慧與經驗；這些解說都是「楊家秘傳太極拳術」的內外雙修功夫；太極拳內修亦可參看我的著作：《太極長生法門》四冊的詳述。

人體功能意識自覺，歸入內在自律功能組織，心性自覺靜坐內修，自主功能領域，隱在功能意識的靜澄、虛淨進展，引動生理學上的組織代謝活絡因子，血氣活絡全身微循環的提升發展，及於細胞生命本能全面恢復的過程；源自道家靜坐內修，如老子的內修經驗、《道德經》的詮釋，都是先賢遺留的生命學問、寶貴經驗的文化傳承。

現代生理學家一直強調，人體所有的生命機轉目

的，就是維持生命體內在環境處於穩定狀態；體內生命自主活動的自律機轉運動，關係前述體內隱在意識僵化習性，運動中，外在自由使控意識活動的身體、四肢鬆放，歸組織覺性、若無狀態的自覺緩慢動態，由自主神經、隱在意識自覺主導全身內外運動，深入全身組織心性自覺運動新習慣養成，改變了常時外在意識上活動習性，需要較長時間修持、內在運動養成，功效才會漸進顯現出來，有些人會感到不耐；常人對內在自律功能、生性運動的省覺唯微，內在心性自覺不熟悉，常有對方法存疑、沒有徹底實行，或者實行之後，馬上就希望看到效果，看不到效果就不願意繼續，也不老老實實的堅持下去，徒然浪費了很多寶貴的時間。

內在自主功能自覺運動，能深入組織生性病變的復健，從心性自覺新習慣的養成，覺性混濁意識的鬆放、虛化，歸覺性清明的漸進發展，達到病變康復與真正解決問題，需要自我認知與較長時間的養成運動與堅持；復健運動過程中，只有病變患者自己，自悟、自覺深入組織運動，自我堅持、自我努力，旁人只有打邊鼓、陪他，鼓勵他、加油的份；生性病變的運動在生命層面，能真知、勤行才能達到目的。

事實上，人體內在體液環境的穩定，是健康、長壽運動的根基，這體液穩定狀態的稍微變動是存在的，人體健康運動或內修，是建立在內在環境穩定中的加分上；靜坐內修、太極運動效益的向上提升，或衰退、弱

化及病變等向下調降變化，都在這穩定中的稍微變動、與加減的延續。

　　身體意識隨著年歲蘊積阻滯血氣流通，內在環境向下調降變化，細胞功能減退或不足，身心功能老化或病變，內在恆定生態失衡，啟動生命時鐘，是生物壽限基因裝置表現之一；這身心、意識自覺的得法運動，深入組織生性內修的加分，漸進加強小變化的累積，便會對身體結構、生性功能產生很大的改進效果；即自律系領域中意識虛化、歸組織覺性清明活潑，於內在體液環境穩定、機轉規律靈活，細胞功能全面恢復活潑、健旺，自然減緩生命時鐘、延年益壽，如老子的「復歸於嬰兒」、解除壽限時鐘的啟動。

　　所有常時各種緩慢運動，登山、慢跑、游泳或散步，只要知解心性自覺運動或自性內修，得法深入內在組織肌群、生性修為，在自律性領域的「內在環境穩定」之下逐漸加分、提升，能改進人體蛋白質的活性，使細胞功能的突變更強、更活潑，生物體自然存在更大存活的生命力演化，即生理學上的天擇（natural selection）理論基礎。

　　這身體內在機制恆定的提升，組織生性功能和諧的加分，細胞生命本能的全面發揮，人體自然又向《胎息經》的「知神氣可以長生」之進階發展。

大自然間的動、植物生命體，同樣組構自「真核細胞」
── 有些靜態植物壽性特別長

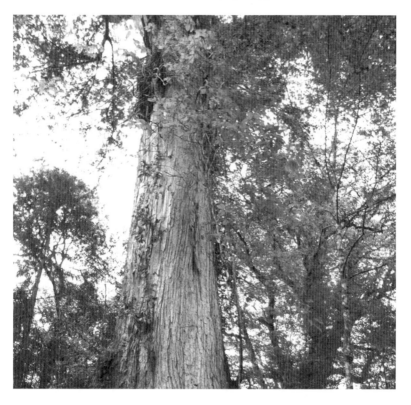

PART 5.

防癌、內臟組織運動

防癌在細胞退化復健的運動全程，旨要在後天意識的阻障、老化因子的清除過程；深入全身組織心性自覺養成運動，細胞活力自覺修為全程。

常時，身肢隨意作息活動的體神經分支、自能使控意識的運動神經鬆放，歸於內在自主功能、隱在意識體自覺入門，內外意識歸覺、緩慢的養成運動；深進全身組織心性整合於神經網絡，歸腦神經中樞組織統合心性自覺運動養成，向全身組織細胞覺性，統合於腦性緩慢運動、修為，是一段較長的、歸覺於細胞無極的內在修為時程。

再行深與於腦中樞統合全身細胞生命自覺運動，亦即古來太極的「神還虛」發展解說；這全身細胞代謝量能提升、生命本能恢復，健康細胞貫串產生的力勁，亦即《太極拳經》的勁道境界；深入細胞代謝日弱、老化的復健時程，人體生性已在防癌的健康功能上發展。

內在自主功能運動養成的效益，在於全身組織氣血活絡，細胞全面代謝活潑；深入組織生性功用全面修

為，及於全身細胞衰退的恢復。在全身功能意識的靜、澄，組織僵硬化的舒開，自覺緩慢的本然運動、歸覺養鬆的修為，漸進鬆及全身組織微循環活絡、代謝活潑。

於內臟、自主功能的生理效應，心血管提升的血流量機轉，全數活絡組織微循環，體液、內在環境的物質分子進出擴散活潑；使年歲衰退、細胞日弱的活力恢復，是本章節介紹常時防癌運動的功能效益、生命細胞活潑理念。

身體功能的內外層面各異，如內在自主功能，含蓋呼吸、消化、心血循環與免疫等等，許多自律功用的活動，如生性層面的組織代謝作用，細胞活力整合於神經細胞的神氣，同步帶動大小血液循環、組織血氣大領域，都是常時感知不到的內在神經自律的自主功能；亦即生命自主性、不能隨意使控的潛在心性裡層。

這些內臟器官、功能組織的平滑肌、心肌，自律神經領域的筋骨脈絡運動修為，是本節內在運動、修為解說領域。

日常生活作息的行為活動，平時人體隨意運動、體操的骨骼肌群，都在周邊體神經系統、隨心活動的意識淺層；不及於內在神經自律的自主功能，與全身組織心性、細胞覺性的生命本體。

常人的體操運動，身體、四肢外在的運動量再大，對內臟器官、自主功能組織，及全身細胞生命功用，只是部位性的牽連運動而已，與內臟功能組織細胞的運動

效益不大；甚或因外在隨意的骨骼肌群，重力、使意的集中勁道運動，以內臟、功能組織肌群緊縮配合，形成強壯、僵硬，即老子的「物壯則老」的內臟現狀。

平時身、肢用力的意識緊縮習慣，內臟某部位功能組織收縮、氣血組滯，即小動脈進入微血管的括約肌阻斷了血氣，暫停物質分子擴散進出，形成細胞代謝暫停、容易疲倦。如舉重選手的運動，腹部、丹田的內臟組織全面緊縮，阻斷了內臟所有組織的血氣活絡。

外在的體操、運動，長期的組織緊張習慣，形成內臟組織僵、硬化，部分微循環血氣不活絡、代謝不佳，細胞弱化依然、老化依舊；是一般人的功能衰退、老化常態，生活於退化氛圍或某部位病變狀態。

身心自覺入門養成內臟組織運動，在常人運動不到的內臟功能組織運動、修為，及於全身細胞生命健康；過程在年歲退化的減緩，向老子「復歸於嬰兒」的恢復活潑。

人體內臟、自主功能活動領域，不是外在使控意識能進入，或隨意的運動神經、體神經分支，用意能夠運動得到的內在自主功能與細胞生命深層；自律神經的器官、功能，組織生性、細胞生命大領域，惟須依緣生性本然理念，歸覺緩慢深入內臟組織運動養成，組織全面修為的及於細胞弱化的復健；是古來太極先賢的內修經驗，也是常人抗病、防癌的主題。

及於細胞運動門徑，在全身組織體液中的細胞活

性,細胞覺性隱在全身內外功能意識活動之中;覺,在身心內外、無所不在。

身體知覺、感覺的「覺」,若無的存在生活作息活動中,身觸、四肢隨意運動的骨骼肌群,五官隨意活動或腦內念慮、思緒都有感覺,「覺」若無如虛、似空非空的存在,講不清楚,但能感知得到;覺知的「覺」是進入內臟運動、修為的開門鑰匙。

本章的內臟運動入門,首要在於意識自覺養成腹式呼吸功法,向下丹田的腸道神經分支端,腹腔內臟按摩、自覺運動養成;從靜態入門擴向腹腔呼吸,及於腹式深呼吸同步,都須組織心性自覺、覺性貫串的神氣導引修習,與動態的深長丹田吐納、內臟功能運動修持。

深入腹腔內臟官能全面運動,心肺功能、血液循環健康,及於全身組織整合於腦中樞的心性自覺運動進階,組織全面大運動量與耗氧效益,是人體組織全面活絡、細胞全面健康的運動修為。

1. 腹式呼吸功法

人體的肺呼吸,始於嬰兒出生、哇哇大叫時,才開始的肺部呼吸,以後天呼吸稱之;剛出生的幼兒,胸腔肋間隨意肌群,鬆縮活動新開張、生嫩,肺呼吸常以胚胎期的橫膈膜活動,向腹腔推動、擴展為主;幼兒漸進長大、活動量提升,肺臟呼吸功用逐漸上移,以胸腔

內、外肋間肌，與肩下三角肌群等筋肉隨意活動為主；反之，大多數成年人的狀況，只在深呼吸時，才會動到橫膈膜，向腹腔擴展提升肺臟的呼吸量能。

內家拳術以下丹田吐納、腹腔呼吸活動，引動內臟、自主功能組織，於自律神經活絡大領域養成運動，古來以先天呼吸法為名，與前面的後天呼吸對稱。

腹式呼吸運動，將常人習慣在胸腔肌群，鬆縮起伏活動的呼吸狀態，改以橫膈膜向下方腹腔擴大、提升呼吸量，在橫膈肌、胃腸道及小腹內在器官平滑肌群，與肚皮、下陰組織外圍隨意的骨骼肌群，自覺貫串的伸縮活動養成，也形成了呼吸泵的運動效益，將腹腔中大量的靜脈血液，腹式呼吸活動、壓縮回流心臟，與心血管循環的血流量提升活絡全身。

腹式呼吸效應，在於心、肺與腸胃道、內臟全面運動，確保了呼吸、消化、心血管的循環系統功能提升，如氧與營養分吸收與代謝物進出運輸活動，是人體病變復健或常人健康的養生根本。

以內外意識自覺、歸細胞的「覺」緩慢修為，養成深長的腹式呼吸量能，與胸、腹腔的內臟器官，自主功能組織運動、耗氧的連環機轉效應外，也是太極的氣存丹田、內在臟器主導全身修為。如小腹、下丹田的「水谷之海（內經）」，是拳術內修功夫的精華地帶，古來「以心傳心」授徒內功所在。

呼吸等量的機轉功能，於全身大小血管的血液循

環，帶動肺臟呼吸、消化功能效應；鼻子、支氣管進出肺泡的空氣，在肺泡中高濃度的氧分了，向肺臟體液中低濃度擴進，並於肺臟組織的體液中，高濃度的二氧化碳分子擴出，形成肺泡的氣體分子通透、呼吸功用。

呼、吸的兩者氣體分子進出，由血液循環的血球攜帶，活絡全身組織微循環，微血管與體液間的兩方物質分子，同樣以濃度差擴散進出，完成全身細胞的新陳代謝作用。

在體內功能的恒定機制下，肺泡中進出的氣體分子量，與全身組織新陳代謝分子量，等量擴散進出的恒態機轉；如肺泡擴散進入肺臟組織體液的氧分子量，與全身組織細胞耗氧量，等量的恆定機轉功能，組織代謝的二氧化碳分子，與肺部的排出量也相同。

都在等量的新陳代謝機轉，是習學者，對內在修為需要理解的重要課題，也是許多太極拳術學者，尚未充分了解的內修旨要。

依現代生理學知識，身體常時的平靜狀態，肺循環壓力很低，肺臟許多微血管、肺泡呈現了層次性的封閉狀態；在靜態的生活作息時，少量耗氧的呼吸狀態，即肺部自然呼吸量能如下頁表：

表上的「吸氣擴大領域2500ml」與「肺功能餘量2500ml」是深長的腹式呼吸擴大空間；並安排了靜態的練習法，先在靜態中，歸覺、緩慢的改變呼吸習慣，趨向腹腔活動的腹式呼吸養成。

色標：　淺黃色：存留肺泡的空氣量。　淺綠色：呼吸空氣量。

| ——————→ 肺活量：5500ml ←—————— |

呼吸量能 / 1　5　10　15　20　25　30　35　40　45　50　55

自然呼吸　　| ←———　2500 ml ———→　←500→ ……… 2500 ……… |

（平靜狀態）　　　　肺功能餘量　　　呼吸量　吸氣擴大領域

　　人體平靜狀態，開始運動的時候，隨著運動量增加，肺部血液循環壓力的上升，逐漸沖開了封閉的微血管、肺泡，加入氣體交換功能行列；依隨體內細胞耗氧量提升，等量的摘取氧分子，等量的排出二氧化碳分子；安排了向前彎腰、半坐式，站立式的彎腰運動、耗氧，加深呼吸的逐步養成。

　　這緩慢彎腰的加深呼吸，與各內臟、功能組織自覺貫串運動，耗氧的提升、氣血活絡，也同步將腹部的靜脈血液壓縮，促進心血管流量提升的循環全身，與相關臟器功能組織運動、耗氧提升的生機效應。

　　從自然常態漸進深入內在，經緩慢運動、深長的呼吸養成，接近肺活量的呼吸效益，與內臟、自主功能肌群全面運動、耗氧，同步帶動許多自律領域生理機轉效應；靜態的向前彎腰式的加深呼吸，同步神氣活動養成純熟之後，再進入動態運動式，提升腹式呼吸量能效益，成為人體活動常態的呼吸習性，進入各種運動時，肺順應性提升、組織活絡，細胞全面代謝活潑。

　　腹式呼吸功法在及於生命健康，是太極先賢內修經

驗的精華傳承，老祖宗留傳的智慧珍寶，已經歷數千年
的臨床試驗，也是現代西方醫學所欠缺的生命功法，人
體細胞衰退恢復、細胞全面健康的生命運動。

（1）靜態入門養成

在靜態中的自然呼吸，胸部肌群起伏的呼吸狀態，
移向腹腔擴大呼吸量養成較容易；居家休閒、看電視，
坐車、候機或飛機上，或醫療期間、臥床上，依自身活
動方便，坐姿、站姿都可以隨時練習。

將身心歸合腦中樞自覺，內外放鬆、舒服自在的，
以閉目、或開眼向前平視，腦心的念慮、思緒歸意根感
知自覺，歸覺修習腹式呼吸。

首先，順著原來胸部擴大的呼吸方法，先感知一
下胸腔肌群的起伏活動，常時不太留意的胸腔肌群的伸
縮狀態，這種感覺對下方橫膈膜，向腹腔移動、呼吸練
習，歸覺悟解、領會有助益。腹式呼吸養成開始，胸腔
隨意活動肌群不動的自覺放鬆：

先呼出一口氣：小腹下沿、肛門附近使控的骨骼肌
群，用意、用力上提，向腹腔收縮，同時小腹用點力內
凹，大小腸道、胃部的平滑肌群自覺的緊縮向上，配合
橫膈膜鬆放、凸向胸腔的呼出空氣；同時，胸腔的肌群
也緊縮的呼出空氣。

然後，吸氣時，將提肛緊縮的肌群放開，小腹、腸
胃道肌群鬆放，胸腔也放鬆的隨著橫膈膜擴向腹腔，胸

腔壓下降、肺部自然形成吸氣的納入空氣深及腹腔，有如腹腔吸進空氣似的感覺；須習學者自覺體悟、領會。知覺腹腔吸氣飽和之際，再以橫膈膜自覺擴向下方腹腔壓縮，讓肺腔更鬆的增大吸氣量。

如前呼氣、吸氣的反覆養成，用點力緊縮小腹內外肌群、呼氣，然後又鬆放、吸氣；如此反覆的常常練習，除了飯後一小時半之內，胃部消化、充血不宜影響外，其他任何時間、常常練習；讓腹部內外肌群，意識自覺、歸覺的鬆放、緊縮活動，配合肺部吐納空氣功用；小腹肌群活動與呼吸的感覺順勢時，改以下面腹式呼吸方式練習方法，漸進自然移向腹腔活動，意識自覺的不用意、用覺，終歸自覺、真鬆的，以腹腔肌群呼吸活動。

吸氣時，胸腔肋間肌群放鬆，以直覺導引肺臟吸氣、橫隔膜凹向腹腔，胸腹腔內臟組織自覺貫連，吸氣引滿腹腔中，就像胸腔、肺部不存在的樣子，用肚子在吸氣似的，緩慢的把肚子吸飽了氣，是橫膈膜自覺向下凹縮、向腹腔擴展的納氣狀態，腹腔自覺、鬆放的吸滿了氣，全身有如海水漲潮、滿潮狀。

此際的秘訣，將腹腔漲滿氣由海底穴放出，本然的消除腹腔壓力、能容大量納氣；即自然呼吸量能表中，「肺功能餘量、吸氣擴大領域」領域，漸進的擴大吸氣量修持、養成。

呼氣時，小腹內臟平滑肌群自覺的慢慢收縮，隨

著橫膈膜鬆放，凸向胸腔的呼出空氣，腹腔自覺、感覺將要呼完時，會陰穴用意、用點力向腹腔上方緊縮（俗稱提肛），小腹凹縮、增加呼出量的呼氣練習；就這樣「身心自覺」一呼一吸的練習養成。位於人體兩陰中間點的會陰穴，也稱為海底穴、《黃帝內經》水谷之海的海底，關係攝護腺或女生子宮相關功能組織運動，是道家內修的生化門。

靜態練習功法，呼、吸氣的長短一致，以緩慢深長、吐納均勻，每天最少練習兩次以上，每次至少十分鐘；或更長時間、多次練習最佳。

剛剛開始的各種意識自覺，可以使點意、用點力的提升呼、吸量能，漸進歸覺於細胞活性的真鬆養成，在細胞自覺面的鬆縮活動最佳。

身體靜態較能直覺感知腹腔內外的動態，省知以橫膈膜自覺向下凹縮、凸鬆向上，與小腹內外肌群自覺鬆縮活動；身心、意識自覺的腹式呼吸養成，漸進自如、平順，此時的呼吸還不是很深長，只有內臟、海底穴的鬆縮活動耗氧，與腸胃道等按摩效益。

制約於交感、副交感的自律關係，腹腔內外的鬆、縮活動，比較被動，只要能夠漸漸習慣於小腹內外肌群的意識自覺習慣，腹式呼吸活動自然順暢，進入下節的向前彎腰、半坐式的內臟運動養成，提升運動、耗氧的同時，在自律反射本然的加深呼吸量，向緩慢、深長呼吸效應進展時程。

(2) 呼吸氣、神氣導引

　　以身體立姿緩慢活動的機械效應，加深腹式呼吸、神氣導引養成，提升許多腹腔臟器的生理機轉，如腹腔的大靜脈血液回流效應，促進心肺循環活絡全身，腸胃道消化的相關重要官能，與小腹的泌尿系統相關功能運動；腹腔是《黃帝內經》血海與水谷之海所在，也是太極拳術的丹田吐納入門。

　　呼吸氣體只及於肺泡，呼吸功用擴向腹腔內臟、海底穴，水谷之海背根的腎室，與後面章節的周天導引擴遍全身，都在組織細胞、神經整合的氣血活絡養成；內臟組織的神氣導引，亦即腹腔神經網絡自覺貫串活動；本節以向前彎腰、半坐式，緩慢的彎腰、呼氣，與起直、吸氣，解說腹式呼吸加深與腹腔神氣導引養成；在意識靜、澄的自覺貫串，配合緩慢動作、深長吐納的生理機轉，是內臟組織細胞代謝活潑健康的內修要門。

　　人體肺活量約在 5,500ml，靜態的自然呼吸時，尚有「肺功能餘量」、「吸氣擴大領域」的大呼吸量，與大運動量、耗氧機轉的「吸滿氣」狀態，肺活量能的機轉如下頁表：

　　腹式呼吸的生機提升，肺臟呼吸常態，擴向腹腔內臟的呼吸活動，涉及自主神經功用的自律本然，須以身心、意識自覺，歸覺的緩慢活動養成，一呼、一吸均勻活動的漸進深長；腹式呼吸、腹腔神氣導向的同

自然呼吸 | ←──── 2500ml ────→ ← 500 → ┈┈ 2500┈┈ |
（平靜狀態）　　肺功能餘量　　　　呼吸量　吸氣擴大領域

先天呼吸 | → 1000ml ← |←────── 4500 ──────→|
（吸滿氣）　　肺餘　　　先天呼吸量（緩慢、深長呼吸擴展領域）

步養成。將腹腔中軟性內臟的靜脈血液，壓縮加速回流心臟，促進心血管、大小循環血流的提升；增強胃腸消化功能，與泌尿等相關功用運動，也是心肺循環體系的運動、耗氧；同時全身意識自覺修持，內外意識靜澄歸覺，減輕、化解自律神經功能意識阻力，歸覺內臟各功能組織、真鬆對應的生理機轉。

　　深長呼吸、神氣導引開始，請參看 202 頁的大周天導引路線圖，知解玄關、百會等穴位。以向前彎腰、半坐式的「向前彎腰、呼氣」，「彎腰起直、吸氣」為例，解說腹式呼吸深長養成，在緩慢的彎腰、起直的運動耗氧，同步加深腹腔呼吸的量能效益，於一吸、一呼同步養成內臟組織的神氣導引；如下方彎腰、起直與解說修持之。

　　開始於吸滿氣的直立狀態，如圖 5-1：

　　向前彎腰、呼氣時，鼻子呼氣同時，玄關、百會穴同步出神氣；腹腔、胸腔內外組織自覺貫連，與呼出空氣、神氣上升腦中樞，空氣從鼻孔呼出，神氣出玄關、百會穴。以向前緩慢彎腰、呼出空氣──橫膈膜自覺鬆放、凸向胸腔移動，腹腔內外肌群、尾閭內含收縮的配

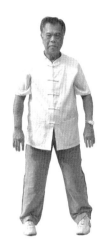

圖 5-1 吸滿氣

合橫膈膜自覺向上壓縮運動；依個人身體的柔軟度，身軀盡量向前彎曲的動作，大量呼出肺臟中的空氣，形成呼氣與神氣、內臟組織自覺緊縮運動一體狀態，加深彎腰、拉筋與收尾閭的腹腔壓縮運動、耗氧；促進全身血流的呼吸泵、肌肉泵機轉效應，呼氣量趨向「肺功能餘量」擴大呼出的練習、養成，如圖 5-2：

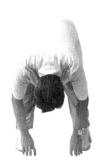

圖 5-2 呼氣 ↓

　　彎腰起直、吸氣時，兩眉間的玄關（上丹田）與頂門的百會穴，同時進神氣於腦中樞，與鼻孔吸進空氣會合、自覺貫串向下；於上身意識自覺緩緩抬起、起直同時，以均勻、緩慢的吸氣─小腹內外緊縮肌群放鬆，與肺部緩慢納氣；上身起直、胸腔進氣有點飽和時，橫膈膜自覺下壓、縮凹向腹腔擴展，像要將肺腔中的空氣，帶向腹腔、吸進腹腔似的納氣；並將胸腔飽和壓力，沿腹腔肌群、經絡於海底穴的神氣釋出，納氣量提升、順暢感覺。

　　實際上，是橫膈膜自覺下貫、小腹、尾閭內外肌群連合、神氣自覺貫通。身心整合自覺、神氣導向海底穴釋出，讓肺腔向下方腹腔擴展，增加肺部吸氣量的作用，形成吸氣自然延伸向腹腔感覺；及配合身體緩慢起直的深長納氣，使肺腔吸氣量，趨向肺臟隱在的「吸氣擴大量領域」擴展、加大吸氣量的練習。如圖 5-3：

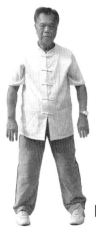

圖 5-3 吸滿氣的擴大

　　呼吸量能的深長，在趨向生理學上的「肺活量」練習與養成；收尾閭是脊椎骨最下三節尾椎骨向前勾，使尾閭脊髓中正、腰薦部神經上通順暢，督脈領域活絡所在，也是脊骨尾閭內含、鬆腰鬆胯下坐的基礎。

　　前述加深呼吸、神氣導引，在於歸覺貫連、神氣同步活絡的理念，再依下面腰身半坐，與彎腰動作順序，配合呼吸要領同步進行，意識自覺的動作越緩慢越好，與呼吸氣均勻、細長的配合養成。但是，習學者的呼吸氣還很短淺，無法同步配合緩慢動作，緩慢彎腰未到底，肺中空氣呼出、自律神經反射，產生「吸氣」指令反應時，與緩慢彎腰起直的吸氣，產生「呼氣」指令反應。須依下方各動作解說要領，不可閉氣運動。

　　依要領循序漸進、自然而然的深長呼吸發展，向神氣活絡全身，達到一呼、向前彎腰的彎到底。這生理機轉與內臟組織運動修為很重要，習學者須體悟、勤加自覺修持養成。

(3) 深長呼吸進階

　　內臟運動養成式，是楊家秘傳太極拳的內家招式之一；以站立、緩慢的向前彎腰、半坐式運動，同步養成深長、均勻的腹式呼吸，在身心自覺進入內臟、自主功能組織運動；亦即神經網絡整合各器官、功能組織心性自覺，全面自覺貫串的神氣導引修持。

　　人體的呼吸空氣，沿鼻腔、大小支氣管進入肺泡，

空氣只及於肺臟，其他內臟的官能組織部位，都是整合神經自覺貫串的神氣導引；以呼吸作用導引神氣周天循環，同步內臟組織運動養成，及於細胞生命健康的功法，是太極先賢長期臨床經驗的發明，在西方生理學中尚無的全新方法。

依隨自身筋骨柔軟程度，自主功能意識自覺的向前彎腰、半坐方式等運動，經意識靜澄、組織僵化鬆解，柔軟度提升的運動、耗氧效益，自律反射傾向弛緩的重力運動、耗氧。開始「向前彎腰、半坐式」運動圖解說明如下：

圖5-4①：立姿、下坐；先呼出一口氣

身心自覺本然的立姿（如圖 5-4①）開始，兩腿宜直、腳尖朝內併攏，腦意識自覺、兩眼平視，上身中正、歸內在自主功能自覺鬆放；然後，上身不動的下坐，尾閭內含、海底穴上提，小腹內外肌群凹縮的呼出一口氣！把肺臟濁氣呼出，與腦覺的神氣出玄關、百會穴（如圖 5-4②）：

圖5-5：向左橫跨一步、吸氣

然後海底穴、小腹內外肌群自覺鬆放，鼻子納氣的同時，玄關、百會穴進神氣，身體重心移向右腿，左腳向左橫跨一步、腳尖朝內，兩腳間距與肩同寬的立姿，重心移回兩腿中間、兩手掌心向後，隨著動作進行緩慢吸氣向腹腔擴展；此時，五官、肩膀、脖子、身腰自覺鬆放的狀態下，接著以橫膈膜自覺凹向腹腔，胸腔擴大

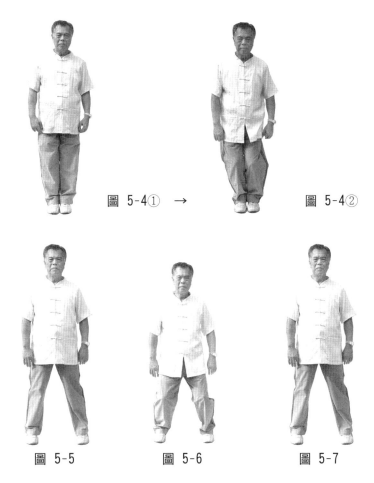

圖 5-4①　→　圖 5-4②

圖 5-5　　　　圖 5-6　　　　圖 5-7

的提升吸氣量；神氣、自覺同步進玄關、百會穴向下，
與吸氣會合進入胸、腹腔。

圖 5-6：半坐式、呼氣

接下來呼氣、神氣出百會、玄關；上身不動的屈膝
半坐式，隨腰身下坐，同時收尾閭，與小腹內臟自覺緊
縮的緩慢呼出空氣；即呼氣、神氣上升，呼氣出鼻孔、

神氣出頂門；進而海底穴上提、隨腹腔器官肌群自覺緊縮向上，與橫膈膜鬆放的凸向胸腔，加深呼出較大量空氣、神氣（如圖 5-6）。

圖 5-7：起直、吸氣（回復圖 5-5）

兩腿緩慢起直，放鬆小腹內外肌群、海底穴，順勢納氣、進神氣的同時，在身心內外全面自覺舒鬆，肩膀、脖子、腦意識自覺鬆放，緩慢吸進空氣、納入神氣，趨向腹腔擴展；隨之以橫膈膜自覺縮凹向小腹，加深吸納氣量活動。

圖 5-8：向前彎腰、呼氣

上身開始緩慢向前彎腰、同時呼氣，與神氣出百會、玄關，全身內外自覺、兩腿宜直的伸展，身體重量下落雙腳掌、全面著地處，膝蓋骨鬆開、能轉動為原則，此點很重要「得法、不傷膝蓋」；盡量向前下彎腰身，與上身前彎下壓、大量的呼出空氣；頭下垂、兩眼自腿間向後平視，雙手下垂指尖著地；小腹緊縮、收尾閭，海底穴上提的加深呼氣、出神氣。

但是，此時習者的呼吸氣還很短淺，無法同步配合緩慢動作，如向前彎腰、呼氣，上身緩慢向前彎腰還未到底，感覺肺腔的空氣呼完、不能再呼時，體內自律神經反射機轉已產生「吸

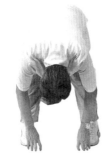

圖 5-8

氣」指令反應，此時若不順勢吸氣，就須違反身心自律
本然的「閉氣」。

這時候的要領，順勢依自律反射機轉本然的「吸些
許氣」，來緩和內在自律功能反射壓力，進而繼續呼氣
的功法，即以一小吸、一大呼的繼續向前彎腰；用一小
吸、一大呼，一小吸、一大呼……前彎到底！

內臟組織自覺修持，漸進歸覺於細胞鬆柔，自然
加深運動量、耗氧，組織熱絡、同步提升體液的穩定恆
態，自律神經本然的反射，也同步加深呼吸機轉，減輕
養成深長呼吸、導引活動的壓力；如是生理機轉是內修
的要門。

圖 5-9：彎腰起直吸氣（同圖 5-5）：

隨後上身緩慢起直、同步納氣，與覺性的神氣下貫
向小腹，全身體重、自覺鬆放的下降雙腳掌著地處；上
身起直後、頭部再慢慢抬起（*此點對有高血壓的人特別
重要*），兩眼向前方平視、展現
了腦意識自覺狀態；內外意識自
覺的舒鬆狀態，以橫膈膜自覺縮
凹向小腹，內在自覺本然的加深
吸氣量能。

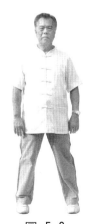

上述，緩慢的彎腰起直、吸
氣，腰身尚未起直，肺部已吸飽
的自律功用阻滯，也是一小呼、
一大吸、一小呼、一大吸的配合

圖 5-9

起直動作，並以橫膈膜自覺導引向下，擴大吸氣量與身體起直，與覺性貫連的神氣擴遍內在；這方法是緩慢深長吸氣養成的要領，在其他動作、招勢活動都適用。內臟修為功法，在於自主活動本能、細胞活性的生命本然；不可以閉氣、忌諱閉氣，用意閉氣是妄作！接著：

　　腰身半坐、呼氣（5-10）；腰身起直、吸氣（5-7）；向前彎腰、呼氣（5-8）；腰身起直、吸氣（5-7）；腰身半坐、呼氣（5-10）………

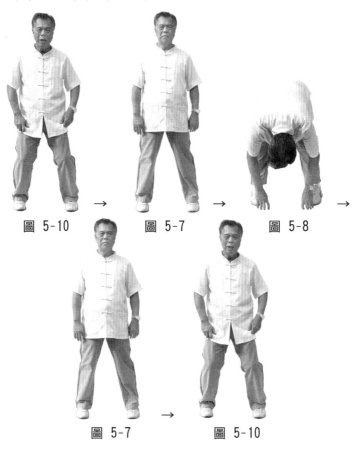

圖 5-10　　→　　圖 5-7　　→　　圖 5-8　　→

圖 5-7　　→　　圖 5-10

　　以上，這幾個動作重複做九次以上；每天早晚各練習一次，依體能容許，多做幾次最佳。然後從腰身半坐、呼氣（圖 5-10），與腰身起直、吸氣（圖 5-7）。

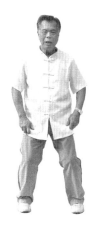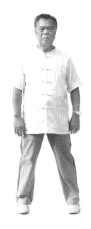

圖 5-10 →　　　　　　　　　　圖 5-7

圖 5-11 ：左腿右靠、收勢

　　接前彎腰起直（圖 5-7）；腰身上浮微直吸氣同時，重心移向右腿，左腳跟輕提（圖 5-11），收回向右腳、吸氣（圖 5-4 ①），腳尖靠攏站直、呼氣；完成彎

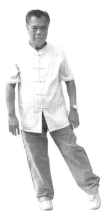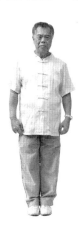

圖 5-11 →　　　　　　　　　　圖 5-4①

腰半坐加深腹式呼吸的練習，回覆自然呼吸。

　　人體血管流量的分佈，在生理學上說，體內大多數血液處於靜脈內，因靜脈的管壁較動脈薄，順應性比較好，容納大量血液；在任何時間的體循環常態，約有60％血液停留在全身靜脈內，相對的，全身動脈之中的血液不到15％；停留於靜脈的60％血液，大部分滯留於腹腔的大靜脈內；將靜脈血液以「丹田吐納、腹式呼吸」的內臟修為，活絡全身組織、細胞代謝活潑，是太極先賢的智慧傳承；血流量的分布如下圖：

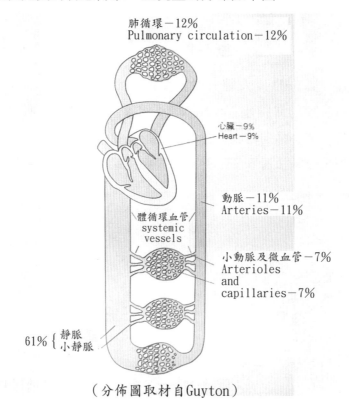

肺循環－12％
Pulmonary circulation－12％

心臟－9％
Heart－9％

動脈－11％
Arteries－11％

體循環血管
systemic
vessels

小動脈及微血管－7％
Arterioles
and
capillaries－7％

61％ { 靜脈
　　　小靜脈

（分佈圖取材自Guyton）

　　腹式呼吸的鬆縮兩極互動，形成消化功能組織與泌尿、生殖官能組織運動外，也是腹腔呼吸泵作用，如彎腰加深呼氣的腹腔緊縮，靜脈血管中的膜瓣功能，單向的將血液快速擠壓回流心臟，促使心肺運動、大量血液流暢全身大小血管循環；吸氣時，全身內外功能意識自覺緩慢運動，歸覺的舒鬆、化解緊縮意識習慣，組織僵硬漸進歸覺養鬆，運動中的心血管循環、血流量提升，本然的由組織微血管全面承受，微循環血氣自然活絡、組織代謝活潑；這個生理機能反應擴遍全身，也是武術先賢內修的重要秘門。

　　療病、健康的機能效益，在加深腹式呼吸的生理機轉，以靜態向前彎腰、半坐式，每日暖身、養成內臟運動；深長的腹式呼吸，同步養成神氣、自覺貫串活絡，是肺臟呼吸量能，與丹田運動結合的開始，先確保了消化、呼吸系統養分供應，與心血循環活絡全身機轉，心肺健康與組織氣血活潑，滿足了全身細胞新陳代謝功用；是健康、療疾的機轉根基。

　　啟動了抗病、療疾的生機，常人的健康、療疾效益，在心血功能活潑；如癌症患者的食慾不佳，腹式呼吸運動改善了腸胃消化，直接在小腹腸道部位運動，促進食慾、解決厭食，確保了身體細胞營養、生命存活條件；也如前面「臥病的輕量運動」介紹，以身體可動部位、微微活動，小運動持久的恆動，形成了出汗效應與耗氧，組織恆動的提升體溫，與體液高濃度氧分子氛

圍，兩者都是癌細胞成長的抑制因子。

　　或如有月經痛症、攝護腺相關功能，可以腹式呼吸及於小腹的生殖功能組織，鬆縮、兩極運動自療；或若有心血循環相關功能退化，或病變、虛弱都會很快見到血氣活絡的改善功效。

　　本小節的靜態向前彎腰各式活動，加深腹式呼吸、神氣導引養成，在全身意識自覺漸進歸覺的真鬆，緩慢的向前彎腰、起直與半坐，深長緩慢的一呼一吸到底配合，於運動量的提升、耗氧本能的反射機轉，會逐漸的順暢、向深長呼吸發展。

　　靜態彎腰、內臟運動養成式，也是每日運動前的拉筋、內臟運動的主要菜單，習慣於深長腹式呼吸，與神氣活絡自如時，再進入下一小節的動態養成式。

（4）動態運動式

　　靜態入門腹式呼吸養成，向立姿彎腰、加深運動量、耗氧，深長呼吸漸進習慣。本節再以動態運動、提升耗氧量時，肺功能自律機轉本然，有效的助長深長腹式呼吸效應，身心自覺貫連的呼吸、神氣周天活絡，相得益彰的深長呼吸、代謝耗氧機轉；運動耗氧、提升肺泡氧分子通透進入量，與二氧化碳分子通透的排出量，是人體功能復健、養生的要訣所在。

　　人體動態耗氧的生理反應，經由生機反射作用增加呼吸深度，是本節以身體擺動式的養成主旨。經前述靜

態彎腰的加深呼吸練習，配合彎腰各式活動的呼吸要領熟悉後，再進階這動態練習較能順勢。

　　另一方面，身體在動態中、注意力轉移，容易分心或忽略腹部肌群活動細節。

　　所以，擺動練習時，腹腔肌群活動、要領，須落實如前節彎腰相同，其根在腳掌著地處，發於腿、主宰於腰薦及小腹內外肌群，隨著身體動態增加耗氧的生理反應，呼吸氣活動也能夠本然順勢深入，練習細節徹底時也較有深度感。

　　從立正開始，上身中正、站姿（同圖 5-4 ①），上身不動的先微坐腰、彎膝的呼出一口氣（同圖 5-4 ②）；然後，左腳向左跨一步，站直吸氣（同 5-5 圖），上身不動、彎膝半坐，呼出空氣（同圖 5-6），如下各圖：

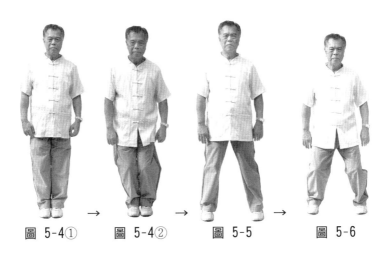

圖 5-4①　　→　　圖 5-4②　　→　　圖 5-5　　→　　圖 5-6

　　開始擺動時，再確認全身內外意識自覺、鬆放，
省知體重落實在雙腳掌著地處，以腰部、小腹內外肌群
意識自覺，主導雙腿、膝部彎曲與腳踵等貫連運動，形
成身隨腰動、手隨身動的上下起伏緩慢運動；站起（圖
5-12①正面圖、圖5-12②側面圖）、下坐（圖5-13①
正面圖、圖5-13②側面圖）之動態如下圖：

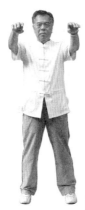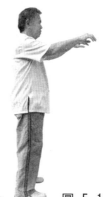

圖 5-12①正面 ＝　　　　圖 5-12②側面 ↓

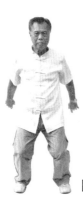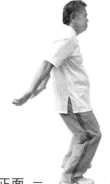

圖 5-13①正面 ＝　　　　圖 5-13②側面

　　身心自覺擺動、耗氧效益，上身中正、隨著腰膝上下起伏運動，雙臂向前、向後擺動 45 度；膝部自覺放鬆，隨腰薦、小腹內外肌群意識自覺，主導雙腿、雙腳踵的全身起伏，力根在雙腳掌著地、貼合處；上身肩膀、脖子自覺、鬆放，腦意識自覺省知全身起伏、節奏互動，不用力的自覺起伏運動，與腹式呼吸活動要領同步神氣導引修為、養成。

　　擺動要義在量能、耗氧的生理機轉，與全身組織代謝反射，引動深長腹式呼吸效應；整合的神經覺性貫連的氣血活絡運動。

　　動態內臟運動式，以緩慢、深長的腹式呼吸，與全身組織心性自覺貫串，統合於腦中樞神氣周天導引修為，內臟肌群鬆、縮主導身、肢外在運動；要領在身體、四肢隨意的骨骼肌群鬆放，歸內臟平滑肌群自覺主導外在身肢運動；都在意識自覺的身軀、腰胯、雙腿起伏，雙手隨身規律化的上下擺動。

　　全身重量歸覺舒鬆、重心自然下移雙腿，落實兩腳掌著地處，形成生根於雙腳掌，兩腿、小腹而腰際，覺然貫串於全身組織的「地心引力運動」。這動態養成式的丹田呼吸加深，緩慢活動的時間延長，本然的提升運動量、耗氧，是「氣存丹田」養成的好功式；也是後面各式運動的動態暖身式。

　　動態的呼吸長度，可從六個彎膝、起伏為一呼氣，六個彎膝起伏為一吸氣開始練習；隨著腹式呼吸深度進

展，向七起伏呼吸、八起伏呼吸，向更多起伏的漸進延長呼氣、吸氣；呼吸氣等長的延伸練習，漸進向 30 起伏呼吸、60 起伏呼吸進展。

每天上下午各練習一次、或以上，每次約五分鐘或十分鐘，或視個人膝蓋鬆放的承受度，延長運動時間；結束時如前，以吸氣同時收回左腿，兩腿腳尖併攏吐氣做為收式如下：

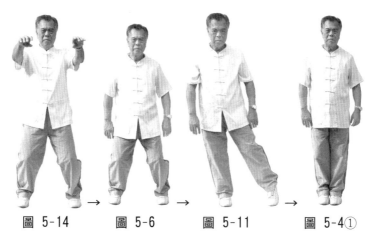

圖 5-14　→　圖 5-6　→　圖 5-11　→　圖 5-4①

以上，完成動態養成式說明。常人的呼吸功能，隨著年歲都在老化，肺順應性變差、變小，肺部微血管大量減少、肺氣腫，或進入肺泡的呼吸道、二十多折支氣管，退化、管徑縮小等，導致氣體交換不良的氣喘，或胸悶的其他病變可能。

許多呼吸系統病症者，以緩慢深長的腹式呼吸養成，在呼吸功能上做運動，肺臟組織氣血活絡、大小支氣管順暢，是呼吸功能病變運動的最佳福音。

　　這腹式呼吸的內修運動，直接改善體質，也是在創造心血管循環體系的第二個心臟幫浦功能養成；這些知解、又能勤行，開啟心肺功能健康，也是人身健康根基的大福音。

　　常人比較勤於登山、健跑或瑜伽運動，醫師叫人慢跑、多走路或游泳運動都對。但是，大部分人只及於身體四肢的體操層面，或對內在臟器功能組織只有部位的牽連運動效益，尚不能鬆懈官能組織、真鬆及於細胞全面生命運動。

　　若能知解這古來太極先賢的智慧經驗，勤於丹田吐納修為、腹式呼吸功法修持，啟動內在生機效應、及於內臟組織全面運動，不用耽心某小器官組織細胞弱化、功能衰退或病變，才是固本強身、延年益壽旨要所在。

　　體內細胞是人的生命，全身細胞吃飽了才有生命力，這淺顯的知識內義深遠，社會大眾容易迷失的主題，供醫學者先進或內在修為同好，及社會大眾深思與勤習修為參證。

2. 身心自覺內在運動

　　生命力在細胞整合功用；各種內外功能意識、組織心性，整合於神經網絡自覺運動「身肢外在隨意肌群的意識放鬆、不用，歸於內在自主功能隱在意識自覺，落實全身組織心性、細胞生命自覺修為的運動」。常時身

體、四肢外在，隨意活動的骨骼肌群、體操的運動神經分支端舒鬆，歸於內臟、功能意識隱在，自律神經分支端整合全身內外自覺緩慢的養成運動。

這內外各種功能、隱顯意識，歸覺運動的意識自覺像燈塔，讓人看到生命之光；在各器官、功能組織，歸在細胞覺性修持、鬆放。

運動中，心血管提升的血液流量，全數及於各官能組織舒鬆、微循環活絡，微血管與體液間物質分子擴散熱絡、細胞新陳代謝活潑，才是正確的防癌、祛病，掌握身心功能全面健康的運動法門。

現在西洋醫學上，要求人要時常進行中度的帶氧運動，如游泳、慢跑運動，或坊間流行的瑜伽、有氧舞蹈，目的在藉著中度運動、耗氧，但是這些運動使心血管提升血液流量，大多數流向身體、四肢運動部位肌群，或出汗的皮膚組織充血等為主。如果沒有意識自覺入門，歸於內臟器官組織心性自覺的鬆解，內臟組織在常時意識緊縮、硬化狀態，微循環血流量的比例反而下降，談不上組織鬆化的運動效益，細胞耗氧、代謝有限，細胞還是在半餓肚子的狀態。

一般人的日常運動，都在身體、四肢的骨骼肌運動為主，隨意的運動神經、體神經系範圍，或有部分內在功能意識運動，不及於全面性組織、細胞生命；對自律功能、內臟器官組織，只有牽連性、間接性帶動，內在自主意識、組織僵化常態尚在，微循環效益不彰；或

只部份組織路過性活絡作用，無法擴遍組織全面微血管的血氣活絡；如部分內在官能意識硬化依然，組織血氣不活絡地帶依舊，運動不到的器官、部位組織，細胞衰退、功能病變得不到改善；部位組織仍然依隨著年歲在老化進程中發展。

　　楊家秘傳太極拳術中，有整套的身心功能、鬆及於細胞全面健康功法，如內臟健康基本招式，已在我的相關著作中發表，包括楊秘太極拳套路、拳架修為；都須以意識自覺內修、深及生命運動，化解了組織意識僵化習慣，在緩慢的恆態修持、傾向重量運動中，心血管提升的血液流量，本然活絡全身組織微循環；於僵化組織心性自覺舒鬆、心意化解，全身組織的鬆、縮兩極運動，古來以陰陽修為、功法名之。只要知解身心、意識自覺修持，歸內臟組織心性自覺修持道理，本然趨向全身氣血活絡發展的旨要，依緣內修理路，以自我習慣的運動方式，自覺深入內臟組織運動也可以。

　　下面以平時爬階梯方式，解說深入細胞健康的生命運動，依隨養成的腹式呼吸、神氣導引，深入內臟器官、功能組織全面運動。

　　意識自覺、歸在組織心性自覺的鬆縮運動理路，帶入常時生活的運動介紹，直接深入全身功能組織修為，漸進深入細胞自覺的生命修行發展，全身氣血活絡、細胞代謝活潑；運動方式例述、可以反三體用之。

（1）學爬階梯

開始運動之初，先將常時身肢活動的「體神經系統」，隨意使控意識放鬆，也是常時運動的身體、四肢，隨意骨骼肌群自覺、鬆放，歸內在自主功能意識自覺運動養成；不用意、不用力的歸在覺性的真鬆，外在被動的隨著腹式呼吸，與腰部、小腹內外肌群自覺主導全身緩慢運動；在身心、意識自覺狀態下，由內臟、腰薦內外肌群、雙腿虛實互換，腰胯主導全身緩慢的爬階梯運動。

請留意，這緩慢動作在突顯內臟自覺，主導身體、四肢外在的全身活動。

可以用住家、上班的大樓階梯，或假日的登山步道、階梯，開始學習內臟組織主導運動，以爬樓梯、登山修習之。

先把身心放開、自主功能意識自覺，上身鬆直、全身重量自然鬆落於雙腳掌著地處，與地心引力互動、運動效益形成（如圖 5-15）：

全身重量移左腿、落實腳掌著地處，上身前傾本然，右腳起步、腳跟先

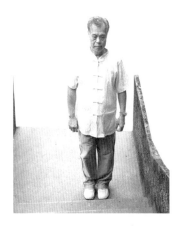

圖 5-15 ↓

著地（如圖 5-16 ①），然後腳掌全面落實階梯後，全身重量緩慢前移、落實右腳掌著地處（如圖 5-16 ②）：

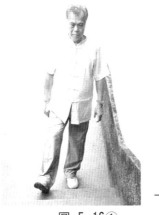 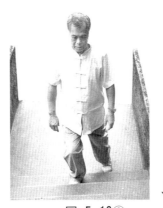

圖 5-16①　　　　　　　　圖 5-16②

　　左後腿再緩慢提起，上移第二階，腳跟先著地（如圖 5-17 ①），然後，左腳掌全面落實階梯後，全身重量再緩慢前移，落實左腳掌、全面著地處（如圖 5-17 ②）；這緩慢的移動、凸顯身心自覺狀態。

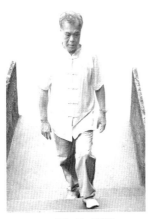 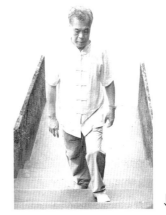

圖 5-17①　　　　　　　　圖 5-17②

　　上身前傾本然、右腳起步，腳掌全面落實第三階梯後，全身重量緩慢前移、落實右腳掌後；左後腿再緩慢提起、上移第四階……，如此「一步、一腳印」的雙腿虛實互換，形成實腿運動的緊縮、虛腿鬆放的交互作用；此際的身體內在，腦中樞、內臟官能，貫串雙腿、腳掌自覺一體活動，內臟組織舒鬆、咸知上下氣血熱絡內景，即是組織心性自覺展現；也如《拳經》「一動，全身無有不動」的自覺內在景象。

　　身體重量落實在單腿、腳掌著地處，加上身體緩慢上階梯的動勁，形成單腿大運動量、耗氧，與腹式呼吸、腰薦主導雙腿的交互運動，全身內外組織活絡，已在最佳的運動、耗氧功法中。

　　放開常時用心使意上階梯的緊縮狀態，把心意自覺的放下來、歸組織心性自覺，組織全面養成運動、細胞耗氧的代謝活潑；緩慢的以內臟組織主導身心活動的上階梯；都在腹式呼吸本然，內外組織主導全身運動開始。

　　上梯的實腿一方，力根在腳掌著地處，發於腿、主宰於腰際組織，小腹內外肌群力勁自覺貫脊臂的運動；不用力的另一腿、虛腿，與腰際相關肌群、內在組織，腦脊髓神經自覺的舒鬆狀態，承受組織微循環活絡。

　　在腦中樞整合神經網絡自覺，腰胯主導雙腿陰陽交互、緩慢的上階梯，如住家的七樓公寓，地階上樓頂，漸進熱絡或有微汗現象！

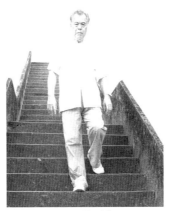

圖 5-18

　　依體能狀態斟酌運動量、耗氧，下階梯運動，與前述上樓梯的相反勁道、要領，同樣的雙腿緩慢的虛、實交互下階梯運動。

　　上下階梯運動主旨，在於腹式呼吸、全身組織心性自覺活動；如運動量以 30 層樓的階梯一次上下為度，每天以腹式自然呼吸與階梯運動，連續一週的養成習慣之後，開始如下的加深腹式呼吸，提升運動、耗氧能量。

　　初期以腹式呼吸、上下階梯運動，腹腔中各內臟器官得到運動效益外，也帶動腹腔大量靜脈血液，較快速的回流心臟，與雙腿肌群的運動泵，形成全身組織耗氧機轉，心血管循環、微循環更順暢活絡；同步促進消化功能，與小腹各重要器官功能組織機轉效應，是身心及於生性的細胞全面運動根基。

　　深長的腹式呼吸，養成全身內臟組織運動效益；以腰部內外肌群自覺，主導身體、四肢的緩慢上下階梯時，依照自己的腹腔呼、吸的長度，制定上下階梯數開始，如六階一吸、六階一呼的運動，腹式呼吸較長的人，也可以八階一吸、八階一呼開始，向九、十階、……增長腹式呼吸，雙腿更緩慢、虛實更分明，提升上下階梯的運動量與耗氧。

　　練習、養成幾次，使上身自覺本然的鬆放下，習慣於緩慢、深長的腹式呼吸，與腰部內外自覺主導上、下階梯的內外雙修運動狀態；也能帶到常時的走路運動、或登山步道的運動養成；與再進入下面的心肺功能運動進階。

（2）心肺功能運動

　　以前述上下階梯要領，雙手高舉互換，與雙腿前進同步運動，擴增心肺、血液在體內的流佈距離，促進心肺功能健康；以腹式呼吸、經腰薦部內外肌群自覺，主導全身組織、內外運動。心性自覺狀態，上身鬆直、全身歸覺、組織舒鬆，身體重量本然，下落雙腳掌著地處（如圖 5-19 ①），雙手高舉、重心左移於左腿，右腳跟輕提（如圖 5-19 ②）。

　　右腳起步、腳跟著地、虛放第一階梯（如圖 5-20 ①），上身前傾本然、同時左腿登起，左腳掌、勁道自覺沿腰脊，貫右臂、右掌心上托；左臂下收於左肩

前、掌心向前（如圖 5-20②）。

　　然後，重心緩慢前移第二階梯、落實右腳掌著地處，同時右手下收於右肩前、掌心向前，與左腳上移第

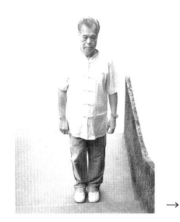
圖 5-19①

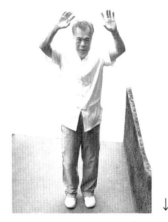
圖 5-19②

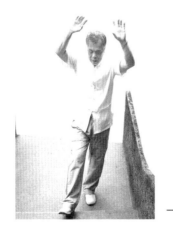
圖 5-20①

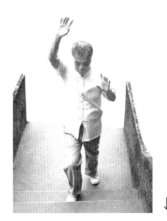
圖 5-20②

三階、腳跟先著地；右腳掌勁道同步歸覺經腰脊，貫左臂、左手掌勢上托，與左腳掌著地（如圖 5-21）：

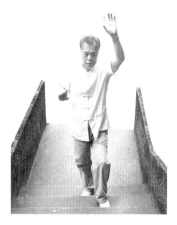

圖 5-21 ↓

再將重心緩慢前移第三階梯、落實左腳掌著地處，同時左手下收於左肩前、掌心向前，與右腳上移第四階、腳跟先著地；左腳掌勁道同步歸覺經腰脊，覺性貫右臂、右手掌勢上托，與右腳掌著地（如圖 5-22）：

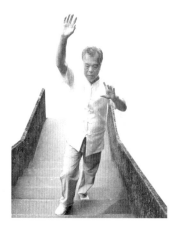

圖 5-22 ……↓

　　如此，全身重量緩慢前移、落實右腳掌著地處，同時左後腳跟輕提腳尖虛放；右腳掌登起、勁道自覺沿腰脊，貫左臂、左掌心上托，同時左臂下收於左肩前、掌心向前，與右腳上提第五階、腳跟著地。

　　如此四肢虛實交互第六、七、八……緩慢的上階梯運動（如圖 5-23、24）。

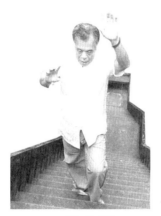 →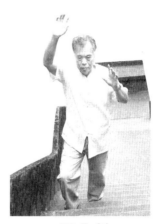

圖 5-23　　　　　　　　　　圖 5-24

　　以左腳掌勁道自覺，上貫右臂掌心上托，或右腳掌勁道自覺，上貫左臂掌心上托，與單腿支撐全身重量，加上緩慢上階梯的升力，四肢虛實交互、緩慢的上階梯，都在身心、內外意識自覺鬆放，以腹式呼吸、腰際內外肌群心性自覺主導全身運動。

　　下階梯與上梯動態反向、要領一樣，左腳下階、落實重心，同時右掌心上托，落實左腳掌、勁道自覺上貫右掌心，與右腳下階、落實重心，同時左掌心上托，落

實右腳掌、自覺勁道上貫左掌心，四肢上下交互、緩慢的下階梯運動。

這心肺功能運動方式，也是較大的運動量能與耗氧；雙腿分陰陽的虛實互動，全身重量在陽腿支撐、陰腿鬆放的交互轉換，使支撐全身重量的單腿，又以緩慢著力的上階梯活動，與雙手上下互動促進心肺功能活潑，即《拳經》的「一動，全身無有不動」的大運動量能，展現在運動者滿身出汗；但是運動中，身心自覺維持在閑然自在狀態中。

這真鬆的運動要義，在於心血管循環提升的血流量，全數進入組織微循環，讓全身細胞得到最佳的新陳代謝環境；符合內在生理環境穩定本然，隨著運動漸進的生性提升，使人無憂於健康的發展。

養成腹式呼吸本然常態，以橫膈膜擴向腹腔，擠壓腔內大靜脈的機械性效應，與心肺功能等運動泵，直接活絡全身組織的運動效果，也是自律的內臟肌群整合的內力形成；這心肺功能促進運動，大小循環活絡、內在環境的加分，細胞全面代謝活潑的退化恢復，形成了身心全面健全的量能修程；人體的生命健康狀態已同步掌握在自己手中了。

(3) 真鬆學走路、登山

全身組織心性自覺運動旨要，都在心血管循環提升的血液流量，能夠全數由組織微循環承受、氣血活絡，

身心、意識自覺進入內在，組織心性自覺運動，心意阻滯的澄清、組織歸覺的真鬆，體液、內在環境物質分子擴散順暢；如常時的走路、登山，身體、四肢的使控意識放鬆，歸內在自主功能意識自覺，內臟器官、功能組織，心性自覺主導全身緩慢運動，心意漸進虛淨的歸覺、真鬆，組織氣血熱絡、細胞生命健康，是此際，學習走路的真解旨要。

常人走路、登山活動，都在身體、四肢的骨骼肌群，隨心使意的肌群運動，對內在自主功能、內臟組織生性大領域，或全身細胞生命層面，只是牽連到的內在相關部位運動而已；甚或為提升隨意肌群運動勁道的使出，讓內臟組織、自主功能部分組織更緊縮，氣血與細胞代謝更負的動向，如前的舉重例述，細胞新陳代謝受阻現象。古印地安老人常說：「不要走得太快，等等自己的靈魂！」如中華先賢，太極拳術的緩慢運動旨義，直指了人體細胞覺性的清純活潑，靈覺活現的生命健康意涵。

平時用心使意的快走、體操，組織意識緊縮習慣的僵、硬化依然，或只部分內臟組織牽連到運動，其他內臟功能組織微循環血氣，在通、有點不通狀態；如果細胞吃不飽、功能退化常態得不到改善，人體老化、或有病變依舊，都在常人「有運動就好」的心態所誤導；貴在身心自覺運動的全面修為，組織心性自覺養成深入，細胞全面代謝活潑、健康，知覺本然的修行，直達內在

靈性、細胞生命真諦。

　　一般人在運動中提升的血液流量，只及於心血管循環，或有關運動組織的部位活絡而已，是平時人人都在運動的內在狀態，甚或運動部位意識緊縮、筋骨、肌肉組織緊張，組織的小動脈括約肌收縮，阻斷了微血管的血氣流通，細胞得不到充分的養分，與耗氧代謝現狀，這也是一般運動家、體操選手，容易疲倦形成的常態。

　　本節以意識自覺、歸組織覺性的真鬆，學習走路、爬山為標題，使常人的走路、登山運動，養成內在血液循環直接活絡全身組織，細胞營養充足的代謝活潑；歸覺新習慣的養成，直達生命運動、健康，為人體的延年益壽築基。

　　先從平地走路開始，養成意識自覺走路的新習慣，學習走路期間，雙腿互動自覺的緩慢養成；貴在全身內外官能組織的意識自覺，歸在各自組織、細胞覺性的真鬆，自覺本然、身體重量落降在下盤，雙腿、腳掌、腳指頭全面著地處，站立狀（如圖 5-25），把雙手掌心向上相疊置於腹部前方，男生右掌在上，女生右掌在下，雙手掌心相疊本然的不動（如 5-26 圖）開始。

　　專心於雙腿意識自覺互動養成，全身自覺本然的重心右移於右腿，全身重量落實右腿，腳掌前端、五指頭全面貼地，上身鬆放、腰部微坐，左腳根輕提（如圖 5-27）。

　　上身前傾本然，左腿起步前移一小步、腳根著地

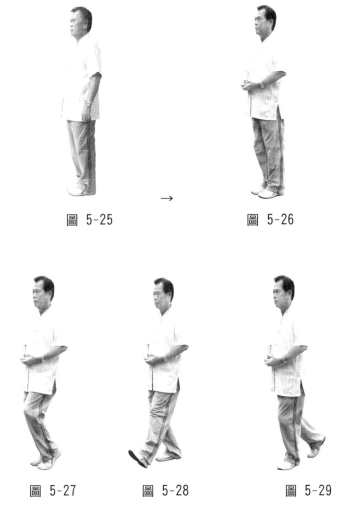

圖 5-25　　　　　　　圖 5-26

圖 5-27　　　圖 5-28　　　圖 5-29

（如圖 5-28）。

　　前左腳掌、腳尖放下，身體重心緩慢前移，同時右腳根輕提，全身重量落放右前腳掌全面貼地，確認腳掌前端、腳掌五指頭，落實著地（如圖 5-29）。

　　上身前傾本然、左腿微坐，右後腿再緩慢提起、前移一小步，右腳根著地（如圖 5-30）。

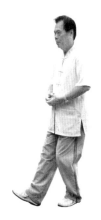

圖 5-30

　　右腳掌前端、五指尖放下，身體重心緩慢前移腳掌指著地，左腳根輕提同時，全身重量落實右前腳掌指著地處，（如圖 5-31）。

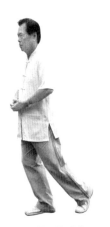

圖 5-31

　　上身前傾本然、右腿微坐，左後腿再緩慢提起、前移一小步，左腳根著地（如圖 5-32）。

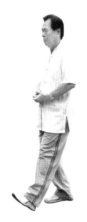

圖 5-32

　　前左腳尖放下、腳掌指全面著地，身體重心緩慢前移，右腳根輕提同時，全身重量落實右前腳掌指著地處（如圖 5-33）。如此重新學習走路開始……

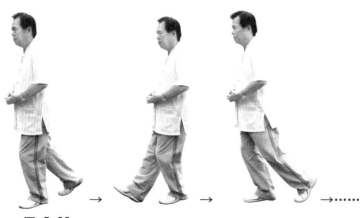

圖 5-33

　　緩慢走路功用養成，在於雙腿虛實、陰陽互換，身心自覺、歸覺真鬆的步步內修，較小步的緩慢走路養成新習慣；心性自覺本然、全身重量落在實腿的腳掌著地處，腳掌五指全面貼地；單腿承受身體重量的倍增，再加緩慢行走動能，形成較大的運動量能、耗氧。

　　全身自覺的運動效益，腳掌五腳指頭部位，末梢神經整合於腦幹，與大、小腦功能中樞直接反射，關係腦下垂腺、顏面感官腺體，及頸部的上、中頸神經節等反射區；腳掌前端部位，也是肩部活動神經，甲狀腺、副甲狀腺，肺臟支氣管功能反射領域；是走路、登山健康運動所在。也是類風濕關節炎末梢神經運動，身體活動恢復平衡、自在的要門。

　　及於常時行走新習慣，以腹式呼吸、腰薦內外肌群主導雙腿虛實互動的走路練習，全身意識自覺狀態的雙腿陰陽互換運動，身體重心下降、落在實腿腳掌、五指全面著地處，虛腿鬆放的虛實交互走路，養成自覺本然行走自如時，再把雙手掌放開，以常時走路的手腳互動、較大步的走路練習、養成；及於日常生作息的行走新習慣，也是真實的登山、步道健行效益。

　　自覺行走的漸進養成，與前節「學爬階梯」要領，配合加深腹式呼吸練習，呼吸長度從六步一吸、一呼，七步一吸、一呼，或更多步開始，隨著走路時間延續、運動深入養成。

　　呼吸功能機轉本然的反射加深，向一吸、呼走八

步、九步、十步延長的加深腹式呼吸；甚或以後的 30 步、60 步的一吸、一呼。養成緩慢、深長的腹式呼吸狀態，是提升內臟運動量能與耗氧效益，與許多內在臟器、功能反射機轉的加分。

自在運動、氣血熱絡，在於自主功能意識自覺主導的走路運動，每次至少 30 分鐘以上，或一、兩小時以上都可以，使這平常走路運動的內涵，落實在內臟自主功能自覺主導身體四肢外在運動，與漸進歸覺、舒解組織僵化意識，微循環全面活潑養成之後，亦可將走路運動調快為慢跑，使走路、慢跑都在內臟組織自覺主導雙腿互換運動，如身體重量落在實腿的力根、腳掌著地處，虛腿與相關肌群自覺鬆放。

上身內外肌群自覺的全面鬆放，腰薦自覺主導雙腿虛實互換運動、耗氧，也是身隨腰動、手隨身動的自覺狀態，與腦中樞心性自覺、鬆放的自在運動；讓身心自覺運動效益，全身氣血活絡、細胞代謝活潑的運動狀態，展現在平時運動、快、慢的生活作息中，已掌握到本小節傳達義旨。

神氣長生的運動佳餚，這走路、慢跑都能習慣於意識自覺運動時，與前節爬階梯、心肺功能運動要領連結，即是本節「走路、爬山」運動的正確指標。如在新鮮空氣的自然氛圍間，緩慢、深長的腹式呼吸作用，加上，連續的、長時間的、緩慢的意識自覺運動，是細胞生性全面加重運動量、提升耗氧量的最佳養生，也是防

癌、抗癌、神氣長生運動的最佳菜單。

如住在台北、信義、松山區的人,以前項健行走路、登山的運動要領,每天清晨上四獸山,徒步、登山運動的走一趟,或如文山政大後山的行健道、樟山寺等,運動之後再回家洗澡上班,都是運動菜單中的上選佳餚之一,貴在知覺細胞活性的生命運動。

再復習一下,覺性是細胞活力、生命隱在功用,意識蘊存於覺性中,覺性混濁、組織僵化,氣血不順的遲緩不活潑;細胞覺性、活力展現了各器官功能意識活動,人體內在各種功能意識活動繁密,形成了體內錯綜複雜的大小意識流,與顯現於外的各種行為、意志活動現象;身心、意識自覺,是顯現於外的思緒、煩惱等意識現象,與內在自主功能相互干擾的各種心意活動,內外意識、組織心性全面性,根本性的自覺、意識的靜澄進展,歸覺的清明、靈活的運動,自覺如燈塔、生命光能,引導大家一門深入、直達細胞全面代謝活潑、健康;深入全身組織運動效益是漸進的,須習學者認知覺性勤修,自覺、自悟的歸覺修持,體驗明覺要妙是正道。

意識歸覺的健行常態,在內外意識澄清、舒解心意緊縮習慣,意識阻滯的漸進清淨,直接在組織心性、細胞生命自覺運動;腦神經中樞統合全身組織心性自覺,長時間的登山、健行養成常態,在陰陽交互變換、加重運動量與耗氧下,自主功能組織健康、內臟肌群形成勁

道；漸進歸於自律神經自覺主導外在全面運動，全身組織心性自覺的同步修為，進而鬆及細胞生命自覺運動進階，也是細胞退化的復健，或有生性病根清除的時程。

這歸覺一門深入的內修過程，緣於太極內修經驗的全新詮釋，「覺」，老子以「無」解、佛家說「空」，都在大家較不熟悉的細胞生命領域。

這重複解說讓大家知解自身的生命理路，解開人體意識、化解老化因子，歸覺純清、生命本能阻礙清除；靈覺活現、細胞生命健康。

3. 生命自覺進階運動

身體、四肢隨意運動肌群鬆放、被動，以深長的腹式呼吸、神氣導引，腰薦內外肌群自覺貫串全身組織，緩慢的主導全身內外運動熟悉後，到內臟自律肌群的勁道漸漸形成，是一段較長的自覺修為的運動時間；由內臟組織、自律神經自覺本然的主導全身運動，亦即內外心性自覺整合於腦中樞的運動，心意澄淨的歸於組織心性自覺、細胞全面運動內涵。

這些階段舉述並不是有很明確的分際，各個運動階段、時程，都同步始於身心自覺運動；須依自身運動進展的自覺悟入，自覺分際的漸次進階、深入內省，由一而二而三的自覺運動純熟，直達全身組織整合於腦心自覺，漸進行深於腦性統合全身細胞的生命自覺、真鬆運

動進程。

內在自律功用、組織擴散的微覺，若無的存在心性活動大領域，平常以外在的隨意感知、向內自覺，以內在自律功能、心意微覺一體的自覺，緩慢、漸進的養成內在運動，心性自覺、歸覺近無，直接歸在細胞覺性運動修習。

心意蘊存於覺性中，阻滯了細胞代謝，「覺」、無形也無象的感知，只能隨著運動招式、部位修為轉換，組織生機熱絡感知，或內省深入者的本然明覺感知；心意澄淨的歸於純覺本然的活潑展現。

人的心意狀態都不相同，心性歸合腦神經中樞自覺修持也會各異；解說內在運動、修為只是例述，須習學者自覺、體悟修持是真道；勤行內修深及細胞生命自覺運動是正道。

本節安排了覺性貫連的神氣周天導引養成，各種功能組織、不同功能細胞，整合於神經脈絡覺性貫連活絡，即古來《拳經》的神氣活潑，隨著神經細胞、網絡整合，各種功能細胞自覺貫串的神氣活絡，氣血循環全身組織，與運動同步漸進養成。

歸於組織全面運動純熟，提升運動量、耗氧，向細胞全面健康發展的功法介紹。

人體健康在全身細胞，平時生活外在的社會環境與自然天候變化，影響人的身心機能狀態，細胞功用伴隨著外在生態環境在同步演化，如細胞的複製與分化存在

突變，使人的生命力發生變化。

　　大多數細胞複製突變的結果不影響細胞功能，但有的會使細胞功能變好或變差；細胞蛋白質的 DNA 突變，左右了人體健康的動向。

　　細胞更強健突變，在心性自覺運動及於組織血氣活絡，細胞的複製與分化的突變，會改變更強的蛋白質活性，或產生了一種全新的蛋白質活性，有這種突變基因發展的個體，細胞功能就活躍，能執行更多的身心功能，人體自然健康、有活力的發展。

　　反之，若運動不及組織或組織僵化依然，都是人體常態的衰退弱化，複製突變使得細胞功能更差，功能減退或發生病變、癌化等；是個體的生命力朝向衰老發展，也是常人的身心依隨年歲、在生物壽限時鐘上走動的常態。

(1) 周天導引養成

　　從前節的腹式呼吸主導內臟全面運動過程，習者已對身體的內外意識，與組織覺性有所理解；運動中也習慣於腹式呼吸，比較深長的緩慢呼吸功用。

　　本節延續前節的內臟運動方法，以腹式呼吸同步養成神氣周天導引，全身覺性貫連的神氣活絡，使運動漸漸深入內外組織血氣活絡，也漸進形成內臟肌群勁道，全身組織體液環境的物質分子擴散順暢，向細胞生命自覺的真鬆運動發展。

腦性、神氣活絡全身，神經纖維遍及全身組織網絡，整合於腦幹、統合於大腦神經中樞；腦皮質統合中樞沿神經系統，整合人體各器官組織、功能意識活動，與全身細胞生命作用；內外意識只是全身細胞覺性隱在作用的外層現象。

腦神經中樞組織的各種功能細胞覺性，與周邊大小器官、功能組織細胞的覺性，自覺貫連、活絡自如狀態，也如統合腦皮質中樞，各功能組織區塊的細胞活性，存在全身功能組織中或隱在各器官組織同步整合活動。

腦性的「覺」移「注」在周邊的那個器官、功能部位時，這「腦神經細胞的覺知主體」的「腦神」，所在部位的器官組織，微循環血氣同步活絡、細胞代謝活潑。亦即「腦神經覺知主體」環行全身組織，沿任、督二脈路徑的活動養成，即神氣周天導引活動的義含。

自覺貫串活絡整合，感覺周天循環活動較接近的說法，是腦組織神經細胞覺性，省覺貫連全身各功能組織細胞覺性，全身細胞自覺貫連活潑，即平常解說的氣血活絡省知。

藉深長的腹式呼氣、吸氣，與組織覺性、神氣同步上下活動，腦神經覺性貫串任、督二脈的神氣周天循環，同步帶動兩脈領域組織的血氣活潑。

運動中的神氣內含，腦覺感知的神氣與血氣所在部位，產生力氣根源所在；同步帶動各種激素、腺體活

潑，與免疫的琳巴活絡等等，種種細微活絡如「氣」的生命活動現狀，這古來的「神氣」、腦覺主體所在部位，該周邊部位組織神氣、血氣活絡。

歸合周天循環修為，天心、自主功能領域，體內臟器不隨意肌群的自律功用，只有「覺」能進出這生命自律領域；天心的周天導引，是內臟各功能組織，整合於神經網絡自覺，不同功能細胞自覺串聯路徑，藉腹腔深長呼吸活動，呼氣向上、吸氣向下的動向，同步導引覺性前後、上下貫串的神氣活潑，形成任脈、督脈領域的神氣循環路線，含蓋全身組織的周天循環（如圖5-34）。亦即呼吸空氣、帶氧血氣，與神經網絡自覺的神氣，同步活絡全身組織的養成功法。

神氣導引與肺呼吸空氣同步活動養成，肺臟以橫膈膜向腹腔擴大呼吸量而已，外表好像「呼吸氣」同步的「氣貫小腹」，或到處循環似的，實際上是神氣的周天循環。

養成吐納導引周天循環以靜為主，先以 156 頁的「靜態入門養成」要領延伸練習：在平時居家、乘車或候機等靜態中，用平時的坐姿或站姿都可以練習，以腹式呼吸延伸，配合神氣導引周天循環。

男女身體前後面、陰陽相反，男生的任、督循環路徑養成如下：

吸氣時，神氣從頂門的百會穴、兩眉間的玄關穴進入，與鼻孔的吸氣、覺知會合於泥丸的腦中樞，自覺神

圖5-34　大周天導引路線圖

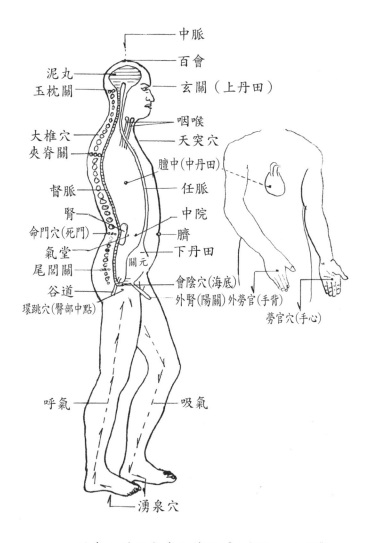

圖案：引用自我的著述《太極長生法門》

氣自泥丸下至咽喉，與呼吸空氣會合一體，氣沿前胸的任脈向下丹田走。

空氣走進肺腔中與神氣同步由橫膈膜鬆放向下擴展，即氣（神氣）充滿下丹田（臍下三公分）、小腹，即大小腸道部位的關元，經海底穴（兩陰間的中間點）分開三路，一經尾閭（脊椎尾端）轉向後面上升氣堂、腎室，使腹腔充滿了氣，另二路的神氣分開向下，沿著兩腿內側動脈向下走到腳心、湧泉穴，此時的深長吸氣還在進行，並吸滿小腹、腰背的氣堂（腎室）產生壓力，即將吸氣（實際上是神氣）從湧泉穴放出，自然舒解、減輕小腹、下丹田與氣堂中吸入空氣的壓力。這是吸氣與神氣貫串同步互動的下行路徑。

呼氣時，鼻孔呼 空氣的同時，自覺的神氣從腳底湧泉同步進氣，經雙腳足跟外側、沿小腿、大腿外側上升，至臀部兩邊外側中點的環跳穴，進入內在的海底穴、會合進尾閭，與關元、氣堂呼吸氣合流，經背部脊髓內沿督脈上升。即關元、尾閭、命門穴（脊髓與肚臍相對點），上行夾脊、玉枕（睡覺時後腦著枕頭的中間點）與任脈會合的泥丸（腦中樞），神氣出百會、玄關（兩眉間），空氣自鼻嘴呼出。吸氣時又回到任脈歸丹田的周天循環路經。

女生的任督導引路徑，與前述男生路經、陰陽相反。女生的周天循環方向，吸氣時，氣沿督脈向下到氣堂，經尾閭、海底穴轉前面小腹、關元，與呼氣時沿任

脈向上會合於泥丸，其他路徑相同。

　　神氣的周天導引循環是心性自覺的全面運動門徑，需要習者自覺體悟、領會反三的自然有得，自覺導引是內修正道。

　　靜態的緩慢、深長腹式呼吸，同步導引神氣上下活動，循環全身周天練習，呼、吸空氣量漸進擴大；每天最少練習兩次以上、每次至少十分鐘，如能更長時間、多次練習養成最佳。

　　靜態較能省知覺性與呼吸氣，全身上下、前後循環周天，與腹式呼吸、腹腔中自覺的鬆縮動態；此時，小腹內外肌群緊縮呼氣、鬆放吸氣，是內臟全面運動、耗氧狀態；在靜態中神氣周天循環純熟，配合呼吸周天靈活、自如時，進入前節的「深長呼吸進階」，也如「深長呼吸進階」的圖案活動，「向前彎腰式」養成神氣周天導引時程。

　　以向前彎腰式動態養成神氣周天循環時，上身緩慢的向前彎腰、呼氣和神氣向上，及身體緩慢起直、深長的吸氣的神氣向下養成；與腰際下坐呼氣、腰腿起直吸氣的神氣上下循環，同步運動、耗氧與神氣循環周天養成習慣。

　　此時，緩慢深長的腹式呼吸活動，肺呼吸量趨向常時人體肺活量加深發展，呼、吸氣的深長，足夠讓神氣循環全身一周天。

　　這配合腹式呼吸的神氣周天循環，與緩慢向前彎腰

運動量提升，引發呼吸功能機轉反射、代謝因子活絡，再加上組織心性自覺、組織鬆放，對組織僵硬的化解、血氣阻滯的消除，直達全身細胞新陳代謝活潑；將加深呼吸的丹田吐納，與生理機轉本然的運動設計，也是古始太極拳內修經驗的精華。

緩慢的向前彎腰、下坐式運動，與腹式呼吸、神氣周天導引同步養成，彎腰、下坐的小腹緊縮呼氣，與起身鬆放、吸氣動作的鬆縮兩極運動，歸覺細細的修持，做得越徹底、效果越佳；如以每天 9 循環以上的彎腰、下坐式，作為運動前的暖身運動。

腹式呼吸、周天導引與運動自如、漸漸習慣後，足夠讓習者應用在所有的運動中，如前述爬階梯運動，徒步走路、登山運動；或加入游泳、慢跑，與各家太極拳套路、架勢運動等，以身心、意識自覺的真鬆，與腹式深長呼吸、周天導引，由內臟主導身體、四肢緩慢的動，使運動及於內臟器官、功能組織與細胞的全面健康，關係覺性蘊存意識的澄清、虛化狀態，覺性的清明、活潑修程，是一段較長的內在運動修為時程。

在我的著作《太極長生法門》（台灣台北大展出版社）中，對腹式呼吸的丹田吐納，與周天循環等，也有許多養成運動招式，與楊家秘傳太極拳術運動解說，是許多太極拳門派，已失落的太極內功心法，需要的習學者可以參考。

神氣擴遍全身修持，腹式呼吸、與神氣周天循環路

徑，是一個習慣養成的階段過程，如腹部深長呼吸活動已能習慣，不在意於呼吸也能本然的腹式深長呼吸；或呼吸氣、神氣的周天循環路徑，與各種運動同步養成習慣後，把周天循環路徑的「線」放開，趨向擴遍全身組織自覺的「面」養成運動；即任脈領域的內臟官能組織自覺貫串，與督脈領域的功能組織，全面自覺貫連的運動，都在腦幹整合、腦神經中樞統合心性自覺運動；是任、督二脈貫通根基。漸進向組織細胞生命自覺運動深入，統合腦中樞「神還虛」進階。

雙腿虛實互換運動，如平時走路、登山時，雙腿虛實交互變換、緩慢的運動，參與運動的實腿與腰薦內外組織部位，自覺貫串支撐全身運動量，不參與運動的虛腿，與上身大部分內外部位組織都歸覺鬆放，雙腿陰陽交互、「氣存丹田」的運動習慣，形成全身組織陰陽互換耗氧，全身血氣活絡、代謝活潑境界；這恆態、長時間走路，或登山起伏運動過程，都在雙腿虛實交互大運動量、耗氧，全身細胞自然代謝量能提升、身體健康發展，進入下節組織全面運動。

(2) 組織全面運動

生命維繫在細胞全面活力，PART 1 已談過人體老化，源自組織不活絡、細胞代謝不活潑，細胞餓肚子的逐漸衰退；運動及於全身組織活絡，代謝全面活潑、細胞不餓肚子，是恢復細胞衰退、減緩老化要門。

　　為何許多運動家、大力士也不一定長壽？因為內在意識習慣隱在，部分組織未能舒鬆、血氣不活絡，如外在用力、內臟某部位組織緊縮，細胞得不到足夠養分與氧分子代謝，此部份細胞衰退、功能繼續減弱的習性，是病根形成因子。所以，身心功能要全面健康，在於全身細胞活力的維持。

　　能知解身心、內外意識自覺運動，深入內臟自主功能組織舒鬆的運動養成；漸進行深與全身組織血氣活絡，細胞全面代謝活潑，是人體健康、長壽的根基。

　　在人體的病理上，明朝永樂帝時代有名的劉純太醫，其嫡傳後裔，現在北京成名西醫的著作《劉太醫談養生》上說：「人類的許多慢性病、癌化病變，實際上，是細胞營養不良性疾病；如果不首先解決細胞營養不良的問題，那麼，一切藥物治療都是徒然的。」

　　與台灣大學附設醫院的細胞病理學專家李豐醫師說細胞在喊救命：「我好餓、我要養分、我要氧氣！」都直指於組織微循環的血氣不活絡；細胞代謝不良時，或缺氧等病變、致癌的主因。

　　社會大眾健身、平時的體操運動，關係是否能夠真正的達到內臟組織全面運動，及於組織血氣的全面活絡？因為人體健康、長壽，不在常時身心、內外功能意識活動層面，隱在常人生活作息的心意狀態之中；大眾的運動、體操，都在功能意識上用心、使意的運動，不及於細胞全面健康的生命深層。

　　唯有心性本然的自覺運動，經腹式呼吸養成，自主的腸道神經分支端運動內修，帶動內臟組織的全面運動，與神氣周天導引純熟，深入全身組織活絡的運動，擴遍全身細胞自覺修持、生性健康。

　　深長呼吸、神氣周天同步養成，關係內在自律功能、隱在意識習慣的鬆開；長時間的心意層面活動、組織緊繃習慣，直接歸在全身組織意根、生命覺性的運動，意識干擾、功能習慣阻滯的漸進化解，組織代謝的活絡因子本然加分，與雙腿陰陽互換、緩慢的重量運動、耗氧，同步形成呼吸本能的自律反射機轉，腹式呼吸向臍下小腹加深的順暢外，神氣周天本然靈活、自如；進而組織心性自覺主導運動，心意虛淨、覺性清明，組織熱絡、細胞活潑進展。

　　氣斂脊髓全面運動，以小腹腸道平滑肌群力勁感知為指標，內臟自覺、微覺內勁主導腰脊，貫串全身筋骨、脈絡運動，腹式呼吸深長、神氣周身導引，神經網絡引動組織心性自覺運動本然的歸組織生性，向細胞生命自覺運動進程。

　　內在官能、不隨意肌群力勁形成，與呼吸、神氣周天習慣本然，不在呼吸、神氣導引，也本能的深長腹式呼吸、神氣周天，活絡於任督二脈領域狀態時，開始將自覺貫串活絡的神氣，在腦中樞整合「氣斂入骨」的斂入脊髓，沿脊隨、全身骨隨、筋絡貫通，與內臟器官組織主導，全身骨絡自覺貫串修持，此際：

　　吸氣時、神氣進百會，進入腦中樞、上丹田，神氣沿腦幹、脊髓中脈，向下到湧泉穴時，會有另一股內在神氣向上相對的感知，這時候，隨吸氣向下的神氣，與向上的另一股內在神氣互動、對拉，形成「虛領頂勁」的頂天立地狀態，反之：

　　呼氣時、神氣由湧泉穴向上，直通百會穴、上丹田時，隱在另一股向下神氣，也是相對的兩股內在神氣對拉運動；這上下相對的神氣活動顯現，源自體內大小動、靜脈血液的對流，交感、副交感神經惟微的相對活動，常時隱在活動的內在本然常態顯知。

　　中脈、周邊筋絡修程，開始把自覺、鬆放於神氣上、下相對活動境界，呼吸氣、神氣同步進出全身組織修為的自覺運動，全身組織心性自覺，配合各種運動方式，吸氣時，感知神氣自百會、上丹田進入，向下與吸進空氣會合於咽喉，沿脊髓、筋骨脈絡向下擴遍全身內外組織，有如海綿吸水、注遍全身組織，至腳掌全面著地處、湧泉放出；呼氣時，神氣從湧泉進入、沿筋骨向上，神氣、呼氣會合於小腹沿脊髓上升，如從全身組織中出百會，與呼吸空氣從鼻孔、嘴巴哈出，小腹由內而外的緊縮的呼出氣，有如把水從身體壓乾似的呼出空氣，形成身心內在、組織全面運動與耗氧，腹式呼吸、全身組織鬆縮兩極活動，血氣活絡、細胞全面代謝活潑的生命運動狀態。

　　生命自覺運動在唯微的覺知中，覺的清明無形也無

影、但能感知，需要習學者從運動內省中，自修自得、自覺的自我體悟路經，本然的深入內在生性全面運動，在細胞代謝活潑、直達衰退的恢復。

古今中外的人體健康相同，俗語說隔行如隔山，但是隔行不隔理，古人、現代人或黃種人、黑白皮膚，身心功能、生性本然道理都一樣，武術或健康運動的心性道理，在全身組織、細胞生命體，不在人體的生理功能、常時心理意識活動層面，也是古今普世皆然的體內細胞、全身細胞生命體。

這中華太極拳術、古來的內外雙修，深入細胞全面修為、運動，亦即現代西方生理學上，直指的人體意識、老化因子的化解過程；進階組織心性自覺、性功修程，深入自性、細胞生命修為的命功時程，向全身細胞純覺、若無的「神還虛」等全程。

人體細胞、生性作用統合於腦性活動，這深入細胞生命層面運動，以神經細胞覺性貫串活絡，各種功能細胞生命自覺感知，或全身健康細胞產生力勁的力氣，即是古來武術所謂的神功。

這個解說是要讓大家知道，這生命、細胞全面健康的運動，是古來先賢對人體的心性功能、醫理經驗的認知，依沿人體生命本能、始古有據的智慧傳承。

這生命本能的健康道理，將是現代人、中西醫學家都須從新認知學習，能抗衰退、緩老化與病變根除，或直達長壽的可及題目。

　　西洋醫學上已確定，進行中度的帶氧運動，能促進細胞功能的活潑，器官組織機能旺盛，已顯示可增長壽命之說。內臟、自主功能意識自覺的運動養成，鬆及全身組織、深入自性的生命自覺運動，關係內在環境的穩定，是體液中物質分子擴散、營養分子的供應，細胞的通透、代謝活動。

　　如惡性腫瘤是細胞生性變種，組織神氣、血氣不活絡，細胞代謝不佳，正常細胞 DNA 異常突變，形成不良組織病症，像社會中的不良份子，人變壞了、形成壞組織，危害人體內在的正常功能活動；也如好國家、各族群社會，也會有一些壞人、不良組織隱在。

　　人體組織的體液中，二氧化碳分子升高氛圍，是癌組織擴大、不良細胞成長的環境；運動及於全身組織微循環熱絡的升溫，充分供氧與高濃度氧分子氛圍的內在環境，都是防癌、抗癌與健康的根本。

　　抗癌的生命根基：如何在癌症末期，或在病床上的醫療中，以體能、功用允許的小運動，以身體任何部位小小動作的持久運動，小部位血氣熱絡、擴向周圍組織，形成組織體溫升高、體液氧分子含量提升氛圍，兩者都是抗癌、生命本能療法；小小運動的持久努力，讓病體中尚佔優勢的、還正常的細胞，得到氧及養分維持生命、穩定病情，與繼續再努力的運動，使衰弱的正常細胞、免疫功能不下降的加分，在體能、運動方式同步提升，與癌共生、康復可能性在正常細胞一方，抗病在

自覺的小小運動堅持。

歸覺運動的生機效益，直接促進消化、心血循環體系暢旺，全身組織擴散活絡，滿足細胞的營養需求與代謝外，創造生理學家所強調，健康的恆定內在環境之提升；立基在生性自律、恆定狀態下，於組織體液、生命本然穩定間運動、提升，在非常精密微調的機轉中、近乎恆定的小變動，可能僅只造成細胞性質較小的改變，但是假以時日的小變化累積，便會對身體組織結構與功能產生非常大的轉變。

如內在微微的筋骨伸張、緊縮，大小血管、神經纖維自覺的努力，微微的加持效應，有如阿姆斯壯在月球上的一小步。內在生性領域廣闊，須建立在有恆的不間斷運動，長時間運動累積，本能的顯現大效益，是習學者，須先認知的生性運動道理與觀念。

運動在恢復生命本能，把平時的走路、登山運動，包括在健身房中的運動，都養成深長的腹式呼吸本然，內臟自覺運動及於組織生性，神氣擴遍組織、全面活絡的運動狀態進展，體內的生物壽限壓力自然解放在運動進展中，是細胞衰退的恢復或緩老化，及於生性病根消除時段，也是健康人對癌細胞病變，治理於未病的強身之道。

這恢復生性本能的運動，才是社會大眾、老少須要的健康、長壽知識。及早養成心性自覺運動，身體細胞全面健康，才是現代人的生活贏家。這些內在運動理念

是現代醫學者，與社會大眾所欠缺的生命寶典。

(3) 提升運動量、耗氧

名運動家的運動，生理學家解說專業運動員在運動中，心臟的血液輸出量，可以從平靜狀態的 5L/min，上升到 35L/min 的最大值；但增加的大量心臟輸出血液中，大部分都跑到運動中的骨骼肌群的肌肉部位，或部分增流到皮膚位置以利散熱作用，與心臟增加跳動所需等，此三個部位血流量增加是局部代謝因子，與交感神經元放電減弱等關係，產生這三個部位組織，小靜脈放鬆、增加血流同時，腎臟及腸胃道器官組織，小動脈括約肌卻產生收縮，減少內臟組織的血液供應量，因投射到此處的交感神經元放電增加、張力所致。又當大量運動的心跳加快會使心臟充血時間縮短，心臟進血量減少，血液的搏出量也就減少了。

如舉重家的運動，心臟輸出量與動脈壓也同樣上升，運動肌群的小動脈也局部代謝因子作用而舒張；但是，在肌肉等長的持續收縮時，張力超出其最大輸出力的 10 — 15％時，組織血氣就會顯著的下降，因為收縮的肌肉壓迫到流經此處的微血管所形成。各種運動在肌肉做等長收縮時，只能維持較短的時間就因代謝不良、出現疲乏了；因為進入微循環的小動脈括約肌緊縮，體液的物質進出擴散不良，細胞得不到氧分子的充足代謝，與營養分的充分補給，自然容易疲倦！

　　訓練有素的運動員，或外功、身體肢擊養成，有其運動目的須要方向，與常人為了抗衰退、緩老化，細胞生性健康的運動層面完全不相同；在西方生理學上，對人體健康有最大耗氧量運動，其定義是：「耐力性運動的強度逐漸增加時，對氧的消耗量也比例增大，一直到其運動量再加大也無法增加耗氧為止的運動方式。」或如西醫，常以耐力慢跑要人做運動，於慢跑中心跳、呼吸隨著速度而逐漸加快，直到個人能夠忍受並跑完全程，大約 8 ～ 13km/h 的速度，跑 20 ～ 30 分鐘，並以每週跑三次，作為一般族群的健康運動建議等等。

　　這些運動狀態，在身體、四肢及參與慢跑的牽連部位運動，都是人體意識層面的體操，或有牽連內臟小部分的部位運動；不及於內臟器官、功能組織，生性領域的全面運動，血氣活絡不能普及全身組織細胞；若有內在官能部位的衰退、或有組織病變，不能從運動中得到改善，人的生命還是不健康、身體老化依然。

　　細胞全面代謝活潑，能使全身細胞得到充分的氧及養分代謝，確保人體組織生性活力，在自覺內臟運動修為，逐漸歸於組織覺性的鬆、縮兩極運動，是本節提升運動、耗氧量旨要。

　　前面提到，運動中內在已能感知神氣的上下活動，與呼吸同步向上、向下的神氣對拉狀態；此際修為，在自覺貫串全身組織的極鬆、集緊活動，隨著呼吸、神氣斂入中脈，上頂百會、下透湧泉，頂天立地、活絡全身

組織，細胞全面代謝活潑的「太極」修程。

　　如常時的上下樓梯，或登山上階梯運動時，加上 184 頁心肺功能運動，以雙腿虛實互換、加上雙手上舉互動，緩慢動作、持久的耐力運動，全身組織歸合大腦心性自覺運動，自覺本然鬆放的緩慢運動，深及細胞全面耗氧，氣血本然的熱絡、大汗展現的運動效益。

　　大腦中樞統合心性自覺，身體組織全面放鬆狀態下，腦心毫無掛慮的、微微分心也沒有，腦心自覺、自在的貫通中脈，及於任、督全領域，以腰際內外肌群自覺，主導雙腿陰陽互換運動，衡量自身功能狀態，延長時間的持久運動；如走路、登山上階梯，慢跑、游泳都能心性自覺運動，或自行車恆久的心性自覺運動等等，維持在全身組織、細胞覺性自在的運動。

　　習學者，如能內臟組織心性自覺、真鬆，緩慢的登階梯上了幾層，即會感知「一動、全身動」的熱絡現象，全身出汗、細胞耗氧機轉反射，身體在熱烘烘的生機活絡狀態；歸於心性自覺修為、運動，邁向全身細胞生命健康的正道。

　　細胞代謝全面活潑、耗氧，生命力提升本然，是現代生命力學上，人體細胞 DNA 正向突變更強的蛋白質演化，也是老子的「復歸於嬰兒」健康動向。

　　太極拳內在修為道理，起源比中醫針灸、把脈還要早；比現代醫生教人如何運動的方法還要直接、先進，應是全世界衛生、醫療學者，全人類都須注目的「人體

生命自覺運動」理論；歸在全身細胞的生命自覺運動時程，直接維持體液、內在環境，物質分子進出擴散順暢，組織氣血熱絡的內在，形成最佳防癌的高濃度氧氛圍環境，也是本書「抗癌的生命本能」，更是弱化細胞恢復健康的抗病贏家。

動、靜的生命健康法，從運動中的身心、意識自覺內修，意識靜澄的歸於組織心性自覺運動，自主功能、全身組織中，虛微心意習慣尚在，如能以靜坐，整合於腦中樞心性自覺修持，統合中樞腦細胞的生命自覺，腦心淨、定的自律活絡本然發展，向細胞衰退的全面復健；這生命本能發揮的健康狀態，即老子的內在生性健康經驗，可參看我的道修著述《道德經　生命解密》，或禪宗《六祖壇經》見性健康的《禪修得健康》著作，與將佛學精華的《心經》，如來佛終其一生傳授後進「自性內修」的健康經驗，以《生命的自性內修》著述名之，都在解說人的自身細胞、生命本能的健康道理，直達見道、見性的「無上」內修全程。

將太極先賢運動、修為，與古來道、禪的靜坐智慧，結合現代生理細胞、蛋白質組合常識，深入體液、內在環境，恆定機轉的生理自律活絡說明，易懂、易學，也容易自覺內修，在網絡資訊發達的現在，銓述細胞全面健康的著作少有；這一動一靜的生命健康功法，也是西方生理學尚無的養生祛病，防癌、抗癌的新方法。人體內在官能、組織心性層面繁複，貴在於細胞

覺性真知；意識自覺如一座橋，引渡體內細胞直達健康彼岸。體內大小心意活動、識海層面複雜，歸覺內修若無、解說不易；各章節間不同角度的內在修為解說，或有詞句、片段重複現象，習學者須有恆心理解、珍惜生命旨義解說，自覺深入、省下許多冤枉路；自覺修持貴在勤行內省。開始內在修為進程時，已在身體細胞衰退復健、緩老化的路上，回歸自然健旺生命力本能，人人今生可期的內修全程。

4. 內臟運動功法

　　腹式呼吸功法時，已在心肺、消化功能修為，經加深呼吸、神氣導引學程，腹腔大靜脈血液加速回流心臟，啟動生理學家法蘭克史達林的心臟機轉運動，如前的心肺運動等，都在加強心、肺功效應，血流量提升活絡全身，與內臟各功能組織運動效果。

　　呼吸供氧生命機能，心肺、心血循環是生命功用根源，呼吸系統直接與外在接觸，除了呼吸道的大小支氣管炎，肺臟各種感染的許多病變，是一般人、老少常有的症狀；隨著年歲的功能退化，肺順應性變差也是常態，或病變、肺功能更差，根據統計肺臟癌化的發病率最高，或是女性的乳腺癌，都在身體胸腔部位，所以，特別安排了本節運動方式，確保心肺相關系統健康開始，與進階歸覺於內在部位，上下部位自覺的移動，形

成各內臟運動功法。

上帝把心肺安放在肋骨中，顯然是對心肺相關功能組織，特別的維護與安排，除了心臟活動，大小支氣管、食道相關功能，與肺臟組織活動，關係血液循環全身的主要脈絡，及繁衍後代的補乳功用等。

下面兩項配套運動功法，直接在胸腔內外、各官能組織自覺運動，如大小支氣管、肺臟脈絡各組織，內外肋間肌群撞擊、深入按摩，以撞背、扭腰轉胸運動開始，需要身心、意識自覺純熟，歸覺、真鬆的及於細胞，腦神經整合肺腔的官能組織心性自覺運動，以深長腹式呼吸、神氣周天配合修持。

這運動方法是例述，若有自己熟悉的運動方式，只要習學者，知解這生命運動道理，身肢自覺、緩慢運動的一門深入，歸細胞覺性運動也可以；旨要在內臟組織陰陽互換的緩慢落實運動，不運動部位組織自覺、鬆放，形成氣血活絡全身組織效應。

（1）撞背運動

以牆壁、大柱子，或大碑牌、樹幹撞擊背部，形成上腔中肺臟等器官組織按摩效果，在身心自覺狀態下，歸內臟器官、功能組織，與筋骨肌群自覺的真鬆，以腹式呼吸活動，吸滿氣後，撞背呼出氣進行之；要領在內外官能組織自覺的鬆放。

　　雙腿與肩同寬，或稍寬一點的佔立在柱子前，吸氣、如圖 5-35 ①正面、5-35 ②側面：

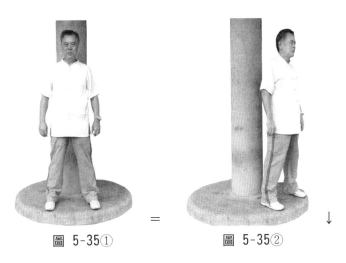

圖 5-35①　　　　　　　　圖 5-35②

　　撞背、呼氣，氣從小腹深長的呼出，如圖 5-36 ①正面、5-36 ②側面：

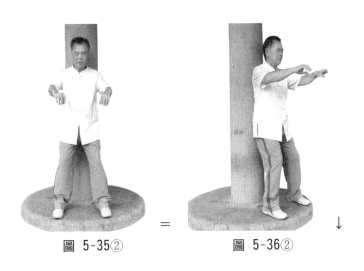

圖 5-35②　　　　　　　　圖 5-36②

　　然後，再腹腔吸氣、站直（5-35②）↓；又撞背、呼氣，（5-36②）↓

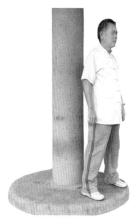 →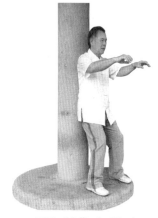

圖5-35②（吸氣）　　　　　圖5-36②（呼氣）

　　如此的吸氣、站直，呼氣、撞背的動作，自覺緩慢的重複，呼氣、撞背時，氣從丹田、小腹呼出，背部、脊髓盡量貼柱；以腹式呼吸、腰際自覺主導，力根在雙腳掌著地處，以背部偏向右肺葉背面撞擊 30 下，再偏向左肺葉背面撞擊 30 下，與背部左右平均面撞擊 30 下，或次數依自己純熟度、酌量漸進提升之。

　　剛開始練習時，先輕輕的撞擊，養成習慣，能自覺、歸覺的真鬆是旨要；不用意也不用力，用意用力容易受傷。維持身心自覺、內外鬆放開始，歸覺的真鬆時，自然內外組織一體狀態，吸滿氣後撞擊、呼氣，撞擊力勁自然傳導進入內臟組織，形成肺臟、支氣管組織按摩作用，提升大小支氣管順暢，肺臟氣泡組織血氣活

絡功效。

　　習慣於撞擊之後再漸次加重，需要的撞擊勁道大小，隨自己的忍受度調整，雙腿腳根與撞擊物的距離較大、撞擊力較強。撞擊力勁與撞擊面的改變都是循序漸進，背部撞擊面，也可以延伸到腰際，歸覺於腰部自覺撞擊，形成各部位內臟組織全面震動、按摩作用，或在腰薦部輕輕撞擊、按摩腰薦酸痛，或脊髓的撞擊按摩，或中間的腰腎室、氣堂的腎臟按摩，或水谷之海運動等等；這運動已在內外雙修時程，有人指導最佳。

（2）扭腰、轉肘運動

　　運動始自上腔、內外組織肌群，雙手肘平舉胸前，腦性統合上腔內臟官能自覺，主導全身扭腰、轉肘運動開始，將胸腔剛剛撞擊的肺臟官能組織、大小支氣管、筋骨脈絡，與外在肌群、筋絡自覺活動，按摩、鬆化組織的扭轉活絡運動。能夠身心自覺、全面鬆放的人，這是肺臟、大小支氣管病變，如氣喘或肺順應性不良，或有肺臟、乳房的癌化復健等等，最佳、最直接的復健運動法。也是前項背部撞擊運動、肺臟震動後，配套的按摩、順氣功法，所以，緩慢、深長的腹式呼吸，配合運動很重要。

　　從上身中正、站姿（圖 5-37 ①）開始，上身不動的微微坐腰、彎膝的呼出一口氣（圖 5-37 ②）；然後，左腳向左跨一步，站直吸氣（圖 5-38 ①），上身不動、

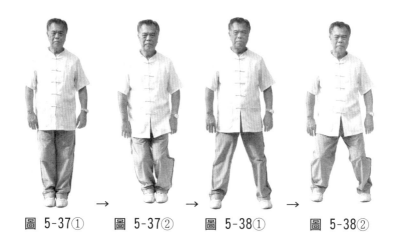

圖 5-37① → 圖 5-37② → 圖 5-38① → 圖 5-38②

彎膝半坐，呼出空氣（圖 5-38 ②）。

　　然後，雙手臂上提， 肘置於胸前、掌心向下相疊，男左掌女右掌在上；再確認一下，全身內外意識自覺、真鬆，身體重量落實在雙腿、鬆放落實於腳掌著地處，確認全身內外真鬆（如圖 5-39）。

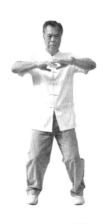

圖 5-39

以腰薦部筋絡、小腹的內外肌群自覺，主導雙腿、膝蓋彎曲扭動，形成上身隨腰動、雙手隨身動的扭向左後方（如圖 5-40）。

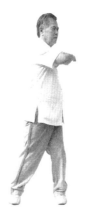

圖 5-40

然後腰胯又扭向右後方（如圖 5-41）。

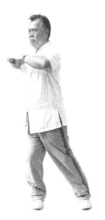

圖 5-41

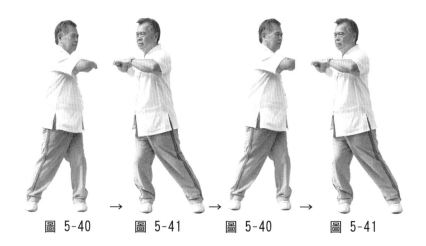

圖 5-40　　　　圖 5-41　　　　圖 5-40　　　　圖 5-41

腰胯重複扭轉：扭向左後方；扭向右後方（如圖 5-40、5-41 重複）。

如此的向左後方、向右後方，以上腔、雙手內外肌群意識自覺，主導上腔心性自覺扭轉活動開始，向左、向右轉動，十次一吸氣、十次一呼氣，往回緩慢、深長的腹式呼吸九次或以上；早晚各做一次、健康效益最佳。

這扭腰、轉肘運動，也可以作為每天運動前的暖身活動；之後，結束時如前，呼氣放下雙手，吸氣同時收回左腿，兩腿腳尖併攏吐氣做為收式如下：

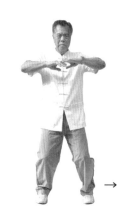

圖 5-37

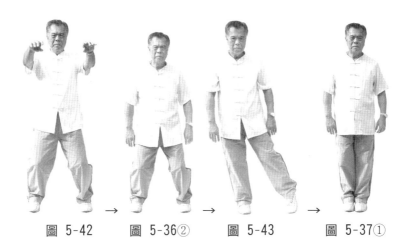

圖 5-42　　　圖 5-36②　　　圖 5-43　　　圖 5-37①

　　肺部防癌的最佳運動式，雙臂、上腔內外自覺主導運動，保養肺臟、支氣管功能，自覺力勁細緻深及小支氣管、肺泡，是慢性支氣管炎最佳復健的運動法，有恆心的做運動、復健效益指日可待；或如緩慢、持久扭腰、轉肘運動，是肺部各種癌化、乳腺癌，最佳的防癌運動式，如胸腔內外組織，運動熱絡的升溫展現，與組織體液氧分子高濃度氛圍，都是癌細胞不喜歡的體液環境，直接抑制了癌細胞的生長。

　　內臟、功能組織全面運動時，將部位自覺下移腰薦，內外肌群意識自覺，主導上身內外、雙手肘臂的扭轉，及於力根在雙腳掌著地處的運動；旋轉軸心在腰際，離心向胸腔、肺臟，內勁拋向雙手肘，復以雙手肘自覺、鬆放的拋出扭勁，反作用力歸在肺臟組織全面上，形成大小支氣管、肺泡組織，很大的扭轉勁道與按

摩作用；是內臟、功能組織全面運動功法，同步活絡全身心血循環功用。

自覺靈明的細膩運動，扭腰轉背勁道大小，與自覺軸心上下移動，調整需要運動的內臟組織部位，如腸胃消化不良，以腰薦部位的內外肌群，意識自覺扭轉促進消化功能活動，或如病變中，以腰部主導扭腰轉背運動，自能打嗝、放屁改善消化功用。

於自覺清明、內省靈敏時，可以自覺軸心調於較弱臟器，直接在弱勢器官組織自覺運動、提升功能，如在臍上、橫膈膜間，扭腰轉背運動，提升肝臟、胰臟等運動，或歸在臍下、小腹運動泌尿系統，如女生的子宮、卵巢相關功能，或如直接在腎臟組織運動、提升功用；甚或在海底穴自覺運動、關係排泄功用等。內臟功能組織運動旨要，在能及於部位組織全面性活絡，細胞代謝活潑的提升功用。

深及細胞生命自覺運動，下放腰薦內外意識自覺主導扭腰、轉手肘運動時，其效益已在前面述及外；也可以力根在雙腳掌、上升腰際，腰部內外肌群為軸心，離心動向上身、手肘的遠心分離效應，與手肘外扭的反作用力，對肺部運動的勁道很大外。

腦中樞自覺、大腦皮層統合覺性的神氣，沿腦幹斂入脊髓、中脈，經大小筋骨、神經脈絡貫通全身組織，即《黃帝內經》的髓海，引動氣海、血海與水谷之海，全身四海貫通；《海論》的「陰陽表裏 滎輸定四

海」，是太極的貫通任、督二脈領域活絡，及於內在臟器、內外功能組織，明覺、真鬆的持久運動；這境界是統合神性與周邊組織細胞覺性的生命對話，向古來「神還虛」修程發展，歸在細胞全面生命自覺運動時程；向細胞衰退的全面復健指標，這生命自覺、細胞溝通等新名詞，由習學者內修達此境界，自性自覺自悟之。讀者未達此境界暫時存而不論。

台灣楊秘一行 拜祭內蒙 李雲龍師伯 訪問師伯的弟子們：
～領頭羊、作者(左二)合照於包頭市賓館前(Jun. 21，1993)

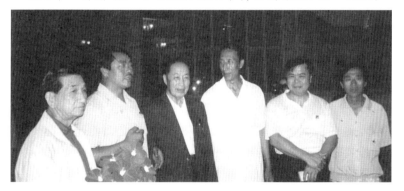

王延年宗師（右三）→台北吳添福師兄、包頭陳家樂師兄、張正國師兄、與作者、包頭張章師兄

　　Ps：師伯二弟子、家樂師兄（右二） 專精於形意拳，曾代表內蒙古，於 1979 年在廣西南寧市，舉辦的全國傳統武術比賽時，是全國形意拳術「銀牌」得主，深得大陸國家體委、武術司長賞識與親自頒獎。

Jun. 93. 訪問內蒙古名書法家以：「雲鶴千年壽 蒼松萬古春」相贈～

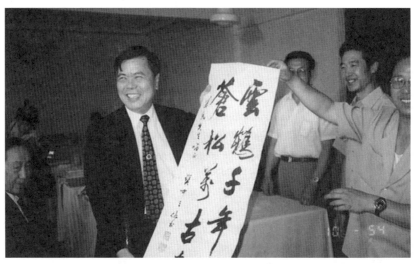

　　照片中我拿著軸紙，好像得意的、很高興的笑，坐在旁邊的王延年老師，也很開心、自在的微笑，留下了美好的回憶。

PART 6.

靜坐內修、生性健康

　　人類先祖的身體組構，古來先聖的心性功用，如老子李伯陽、釋迦牟摩尼，與基督耶穌等先賢的身體組構，與現在你我的身體細胞組合相同；本節進化以現代生理學常識，生物分子的蛋白質基因演化等知識語言，解開人體細胞的生命內涵，詮釋諸家先賢的靜坐內修功法，在於人體老化因子的知解，深入體內細胞生命潛能的發揮。

　　靜坐過程在抗衰退、緩老化修持，趨向老子「常德不離」的內修全程，只要勤而行之的化解人體意識的修持，人人今生長春、得健康。自覺本然的生理機轉效應、生命本能的發揮，也是現代醫學上，細胞生性退化復健的全新指針。

　　靜坐內修復歸於生命本能，以心理自覺的生理機轉演化，在體內生命自主功能領域，內在環境的後天意識蘊存、阻障，心意歸在覺性的靜澄，活絡阻滯的虛淨、心意徐清，代謝的自律活絡因子機轉修程，細胞通透量能提升、退化康復修持；化解了生理學上的意識老化因

子，歸於細胞活性的代謝活潑機轉演進，清除細胞生命本能阻礙，漸進靈覺活現展現；同步解開了人體先天壽限的社性基因、復歸少壯健康。

自性純覺的靈明、神氣活現的長春狀態，也是老子的聖人、佛家的智慧，《聖經》上的先知、聖靈等境地；靜坐內修文化源自古來先賢的內修經驗傳承，今生自我神性內修的福音。

老子的內在經驗，《道德經》生命健康解義，經文以治國愛民，引喻解說人體各種功能細胞生命的內修道理。古時候沒有「細胞」這名詞，人體細胞如國家子民引喻，體內 6-70 兆細胞社會，像士農工商的子民組構了國家，大小器官、功能組織整合於腦中樞的大小諸侯，大腦皮質中樞是一國之王。

以愛國治民解析了人的身心內修、道性德體修持，國泰民安演義精彩的詮述人體細胞健康，解說靜坐內修及於細胞退化的恢復。這「專氣致柔」本然狀態，也是《聖經》的「返老還童」。

《聖經》的靈性，常時的身心意識蘊存（參見36頁），常人的內外意識活動、意識習慣，是《聖經》中「靈性上的重擔」；身心自覺修持、意識的靜澄虛淨，直達覺性靈明、純真的自性本然，即經上解說的「放下重擔」的本我、真性；沿內在心性自覺、細胞生性功用整合於神經網絡自覺修持，統合腦神的細胞純覺活潑、靈巧活現，這靈性上的智能即是「神的智慧」，內在純

覺本然的自性靈覺充滿，是《聖經》的聖靈、神之國度境界。

「本性是佛，離性無別佛」（《六祖壇經》般若品第二），如《心經》是佛家「自性內修、見佛性」的精華，如來佛終其一生傳授後進「自見佛性」的生命健康經驗，體內層層功能意識阻障的清淨，自性純覺活潑展現；渡過意識大海的層層修持，到達細胞覺性的清純淨地、彼岸，生命純真、靈覺活現的「波羅蜜多」境界，即「見性」的佛土淨聖位；等同《聖經》的靈性、基督的位階。

靜坐經驗與心得，解秘古來經書隱喻詞義，以現代生理、心理與細胞生命知識平實著述，分享親朋、講究養生的廣大讀者朋友。

如《六祖壇經》落實了佛陀自性健康、細胞活潑根基，靜坐習學者活化了腦細胞，促進大腦神經元突觸活潑，腦力更強、提高工作效益，常人提升智力、佛家長智慧之所在！靜坐行深於腦細胞統合生命自覺時，腦性純覺自在的真我，靈性天堂妙境也各異；也是今生可必的生命本能之境地。

1. 細胞生命功用

大自然生命，本具健旺的生命力，展現於生物初生的幼兒，或植物幼苗的活力狀態，如人的新生幼兒都是

健康寶寶。孩兒時期的生性純真活潑，全身細胞純覺活現的健康狀態；成長過程的心性向外活動、清純的覺性陳積了意識，每個人成長環境、際遇不相同，也形成了各異的身心、內外功能意識活動狀態。

人的生命在全身細胞，多細胞的人體，細胞活力、覺性作用，形成人的身心、行為，內外功能的隱顯意識活動，與深層組織心性功用；全身組織體液、內在環境的擴散作用，與各種不同功能細胞，生命功用環環相扣的整合於腦中樞組織細胞，腦性隱在功用是人的生命中樞，統合全身細胞生命活動。

如身體的每一個細胞同時執行一種或多種特化功能，結合組織或系統中其他細胞所執行的活性，共同維持細胞需要的體液內在環境穩定，物質分子擴散、代謝活潑，促使整體細胞健康與生命的存活（參見PART. 1. 的解說）。

人體的生命元素，生理學解說體內元素，氫、氧、碳、氮等原子量，占人體總原子數的 99％，或如微量元素的鐵質，對血液運送氧分子是關鍵功能角色；許多微量元素、分子是人體成長，與生理機轉功能不可或缺的要角。

元素組合的各種分子，其外圍電子、負離子，每秒間幾百萬次的相互碰撞，或彈開的活動本然，形成人體內在體液環境中，物質分子快速移動狀態，各種營養分子濃度差的擴散移動，與體溫、分子質量相關互動，

如在常溫中的葡萄糖分子量比水分子重十倍，其移動速率就比水分子的移動慢速得多；人體組織中大小分子變動、組合，是身心活動本能狀態、人的生命現狀。

我們的身體細胞構成自原子與分子，原子外圍軌道電子的得失、重組，是人體功能的物理、化學作用，體內各種營養、物質分子的理化變動組合，如各種蛋白質的電子鍵結組合變化，是細胞活性、生性本然現象；又如細胞在體液中，細胞膜的物質離子化通透、正負電性活動，是人體組織的新陳代謝作用；這些都是靜坐中的內在生命狀態。

身體各大小器官、功能組織系統，統合於腦神經中樞；全身細胞的集體活性功用，為了全體幾十兆細胞營造一個恆定的內在環境（PART. 1）；如神經系統快速統合全身，與內分泌激素經全身血液循環慢速作用。

腦組織細胞的統合功用，經快、慢兩系統細胞，聯合各系統官能組織細胞，調節整合人體內在生性機能，微循環活絡、體液物質擴散順暢，內在環境自然穩定、全身細胞新陳代謝活潑；在人體中，各層面意識阻障的徐清，全身細胞新陳代謝恢復活潑，人體生命本能活動自然發揮。

人體中任何小部分組織細胞功用的受傷，或代謝活動不佳的衰退、老化，都會影響人的生命，甚或死亡；如當生命停止作用時，覺性隱在作用所展現的身體功能活動，身心、內外意識活動隨之消失；由此可以了

解到，是生命覺性在支配人的身心功能與身體健康。比
如生命覺性存在時，體弱多病的人還活著；生命覺性不
在時，年少、體壯或貌美的人體，都只是一堆「有機物
質」而已。

　　靜坐的身心自覺內修，關係意識的靜、澄、虛、
淨的不同內修時程，是自律神經、內在功能，與生性細
胞、生命層面自覺修持的全程，須從身心、行為活動，
內外功能意識隱、顯層面，與全身組織心性功用等認
知，歸於細胞生命持性，解開道性德體內修的靜坐全
程。

2. 靜坐的內在層面

　　人體四肢功能意識活動、隨意運動，顏面感官意識
或腦中的念慮、思緒，這些向外的功能意識活動現象，
源於自主功能意識隱在狀態、平時感知不到的內在意
識，都產生自內在官能組織的心性作用，是全身組織心
性深層活動的展現。

　　人的身心、行為活動，內外、隱顯功能意識，與
組織心性功用內層，都是全身細胞活力、覺性作用的展
現；細胞「覺」性本然、生命活動本能。

　　從生物觀點來說，全身隨意使控的功能意識活動，
是人體向外求生層面，與內在求生的生命自主功能、隱
在心意狀態，源之於全身組織細胞的心性功用；周邊官

能組織、腦中樞組織，各種功能組織的細胞覺性、生命作用的展現。

人的身心活動內外一體、心性同步，即內外意識、覺性一體的生命活動現狀；這身心、內外意識自覺，組織心性自覺，全身細胞的生命自覺，是靜坐內修領域、不同層面的經驗與解說。

眾生的知識動向，常人意識向外發展的性行習慣，有如《道德經》十二章的五色、五音，或五味令人口爽，向外追逐「令人心發狂」的意識動向，也是佛家「凡情」迷執、業障。在成長過程形成的意識追逐習慣，與衍傳文化的迷信意識內含，淪污於鬼怪、異相傳說中，在先天、後天的意識現象中跳脫不開，形成了人類社會文化的許多現象，如眾生心態的信仰與各種宗教活動語言。

自覺深入的靜坐理念，人體內外功能意識活動，沿神經網絡整合於腦幹、歸一大腦皮質中樞統合心性活動；這內在功能組織的心性統合深層，也是西方心理學家弗洛依德，心理分析的潛在意識範圍。我們不能用向外求生意識，隨意支配、使控意識，用心、使意指揮自主功能的心性活動，如使心臟跳慢一點，要腸胃蠕動快一點。

靜坐內修原理上，不能用心、使意或用念咒等意識作為的靜坐內修，將如老子提示的：「妄作，凶（《道德經》16 章）」警語；靜坐在自主功能內在領域，只

有細胞活性的「覺」自如深入修持，意識的澄清、心性的惟微心意虛淨進展，在於自覺修持的深入渙化；這隱顯意識、心意的虛淨發展，也是老子的「虛其心、弱其志（《道德經》3 章）」靜坐時程。

以內外功能意識各層面，歸於各自組織心性，沿神經網絡整合於腦幹、統合於腦神經中樞現狀下，以大腦皮質中樞統合全身，根本性的心性自覺靜坐修持，開始靜坐內修解說。

腦幹（Brainstem）自主功能整合中樞，全身神經網絡整合中心，整合全身周邊的生理功能活動，如清醒與睡眠調節中樞。

全身自主功能、大小意識活動，沿神經網絡快速整合於腦幹、歸一於腦皮質組織的生命統合中樞；亦即大腦皮質組織統合全身細胞生性作用。

靜坐內修時，在腦幹整合自主功能意識自覺，大腦皮質統合中樞心性自覺時，腦幹整合意識自覺、不下頭，如呼吸相關功能組織，都在意識自覺狀態之中。

覺是組織生性本然，腦幹部位沿神經網絡，整合周邊內外組織、各功能意識自覺的維持，全身內外組織鬆而不懈的意識自覺狀態。

若腦幹組織自覺減弱時，容易傾向睡眠生理層面發展，與大腦皮質中樞統合心性自覺，及於「行深」修持進展的互動密切。

靜坐內修的本質，外在使控意識鬆放，歸於內在

自主功能組織心意自覺的修持，內外功能組織、意識阻礙生命力的清除，生命本能阻障的恢復過程；靜坐的意識、心性自覺修持發展，是意識減損、渙化，老子的「損之又損」（《道德經》48 章）修程，或覺性混濁徐清的進程，禪宗的業障悟解發展；內外功能意識自覺靜、澄，行深於統合大腦中樞腦性自覺修程，各種念慮心意的虛、淨發展，統合腦性純覺、靈明活潑。

「覺」若無的內修法門，人體內在功能意識作用，一般人不易了解，容易迷惑、誤解或傾向神秘化；老子以「無」介紹身體細胞活力的覺性，生命力的「覺」無影無形、語言不易說明，但能感知得到；全身內外功能意識歸根組織心性自覺內修，即老子的心意常有、覺性常無修持，《道德經》的道性德體內修經驗法門，也是古來先賢心性健全的內修智慧。

健康在明覺靈性，習學者先熟悉意識蘊積於覺性中，意識自覺的觀點，意識、心性自覺修持，自性的清明、腦性靈覺活潑，即人體神性展現的智慧或先知先覺。生理學上的意識阻礙了生命力、使人老化，與意識蘊陳的業障，或各種意識作用的幻象，都源之於覺性的意識混濁表象解說。

這心性自覺靜坐的道性內修，是人體細胞、生性清純活潑道理的修持，見道是阻礙意識渙化、全身細胞的道性活潑感知，細胞覺性純清，靈覺道性的知見，也是佛家見性的般若、智慧，正是《聖經》基督靈性、先

知，是人體細胞活潑、生命健康的學問。

3. 靜坐的生機所在

人的身心健康，維繫在細胞代謝活潑，經血液循環系統輸送氧、營養分子及代謝物質釋出，組織微循環氣血活絡，與體液間物質分子濃度差的進出擴散活潑，滿足全身幾十兆細胞新陳代謝的生命需求；細胞不餓肚子，人體就健康。

全身組織微血管的循環，是動、靜脈最小血管分支末端，從組織小動脈與終末小動脈，進入體液中的微血管，出小靜脈構成人體組織微循環，是全身組織中體液快速機轉的生性體系；組織微循環順暢，體液、內在環境擴散活絡，是身體細胞的生機所在。

人體在任何時間裡，滯留於微血管的血液，與組織間液的血清互動，約佔全身總血液量的5%，這小量血液與細胞間液，血清中物質擴散的血氣活動，維繫全身細胞功用、生命活動，也是靜坐內修的生機所在。

前已述及，身體組織幾個細胞間距就有微血管，生理學上說成人的微血管總長約 40,000 公里，每條微血管長度只有1毫米，內徑只有5微米（人的頭髮約100微米）；典型的微血管是由一層薄壁的內皮細胞，組成管膜狀的結構，並沒有平滑肌或彈性組織。

血液進入小動脈或終末小動脈的活動，是決定微

血管血氣流量的主要因素，小動脈連接微血管處有一圈
「微血管前刮約肌」包住，這平滑肌收縮可以把微血管
的入口完全封住，如運動肌張力過高或意識習慣的緊
張，或生氣、或病痛收縮等，都會影響小動脈的張性收
縮、微循環流量下降。

　　反之，靜坐的心性自覺啟動組織生性機轉，如組織
收縮習慣的舒解，組織局部代謝因子活絡，都形成小動
脈刮約肌鬆弛，提升微循環活絡，心血循環相對活潑的
機轉，是靜坐中的生機因子連環效應所在。

　　每一個器官組織中的微血管結構不盡相同，物質
分子進出血液的方式，除腦部屏障之外，所有組織的微
血管都是以擴散作用，如將營養物質、氧分子擴散進體
液，與細胞的代謝終產物自體液中擴散移除；與細胞在
體液中的新陳代謝物質，以濃度差擴散進出；這體內三
態的分子擴散活動，與外界三態的分子擴散類似。

　　當細胞的代謝速率增加，便須從微血管的血液中取
得更多的營養物質，並排除更多的代謝終產物，是人體
組織代謝活絡因子機轉，體液環境恆定的自律本然，也
是靜坐的生機效益所在。

　　靜坐中，各功能組織、器官全面自覺狀態下，各種
意識流的澄清、相互干擾減除，與全身意識的虛、淨轉
化，功能組織的阻礙減輕，使體內自主功能漸進趨向活
潑發展。過程是細胞代謝量能提升的功能反射，引發了
組織微循環血氣活絡，是靜坐內修啟動自律活絡因子的

生機本能。

（1）生機因子

　　人體組織代謝活動增加時，組織會出現提升血流的主動充血，除了外因活動的體神經、骨骼肌群運動，或內臟主導全身運動的太極拳內外雙修之外。人在靜態的心性自覺修持，功能意識靜澄、虛淨，覺性清明、活潑提升，細胞代謝熱絡、微循環主動充血機轉，小動脈張性舒鬆形成心血管循環活潑，即本小節靜坐內修的生機因子。

　　心理層面的意識澄淨，使內在生理活動量大的器官組織，如心臟肌能、循環管道的平滑肌群，或內臟腸胃蠕動、腺體組織活動等，自律功能更加活躍，都在心性自覺修持，解除了常時的心意習性緊縮，展現活絡因子本然、主動充血的靜坐效應。

　　靜坐中，意識干擾、阻障的澄清，啟動局部組織氣血活絡、直接提升微循環的血液需要量，擴展組織全面性活潑、心血管循環提升等，達到身心健康的生理效應，是靜坐內修的生命本能作用。內修過程都在引發全身組織小動脈張性舒解的主動充血，與微循環血氣活絡、代謝全面活潑。如隨著意識阻障的清明發展，全身細胞代謝量能的漸進提升，引動組織活絡、心血循環流量上升的生機效應，身心功能自然同步向上提升、展現健康活絡效應。

　　內修進程，自覺惟微的清明發展，於部分功能組織、小動脈張性舒鬆的生理機轉，體液中細胞代謝率提升，與擴向鄰近小動脈與細胞代謝進展的互動效應；即細胞外液中發生局部改變的化學因子，如氧分子濃度的增高、許多代謝終產物濃度降低的生機變化，動作電位平穩、細胞滲透度提高等反射本然，清除體內不隱定的自由基分子，提升細胞生命力。

　　這體液擴散熱絡的體溫環境，與高濃度氧分子氛圍，都直接抑制了惡性腫瘤組織、癌細胞活性，也是靜坐生機因子要項。

　　身體組織中最小之小動脈的管徑很小，小動脈的平滑肌具有很強的生命自主性活動，在沒有神經、激素、或旁泌素的刺激下，以舒張或緊縮來調節組織的血流供給量，使細胞與外液的化學因子維持生理平衡，也是心性自覺的內修生機之一。

　　體內大多數小動脈，接受許多交感神經節後纖維的投射，神經元釋放無甲基腎上激素，作用在血管平滑肌的受體，使血管收縮。

　　如恐懼、生氣、刺激等外在意識因子影響內心不平靜，依程度形成交感神經活動反射性的增強度，造成小動脈相對程度的收縮或更小；又如溫度下降時，皮膚反應使小動脈緊縮等。心性自覺靜坐內修的心意靜澄，解除這些外在刺激的意識因子對交感神經機制的影響。

　　每次靜坐內修，全面心性自覺開始，身心組織、器

官的功能意識活動，不相干擾、不受阻礙，組織的局部代謝自然逐步活絡提升，小動脈的肌張舒鬆、組織微循環血流活絡；提升心肺循環、組織血氣更活絡，代謝全面活潑的連環效應，是靜坐內修的生機發展效果。心性自覺開展、擴大，心意的虛化、氣血活絡的加分累積，與細胞活動阻礙的逐漸消除，是生命本能恢復的發展。

（2）氣血活絡發展

人體意識影響血液流通，靜坐是意識全面靜澄，歸內在心性自覺狀態養成，心意緊縮的化解、組織微循環活絡，細胞恢復活潑健康發展；以生理學知識詳細說明靜坐的生理效應，提升社會大眾認知靜坐助益，也提供同修先行者參考。

人體內在血流的重要因素，在於大小血管的鬆縮狀態，生理學者說如血管半徑減縮一半時，其血液流量只剩下十六分之一，即血流阻力增加 16 倍；人在生氣、恐懼時顏面鐵青，是交感神經活性反射的增強，微血管前小動脈的刮約肌緊縮，臉上皮膚組織血流量更小所形成；相對的，體溫升高的反射作用，皮膚的交感神經活性減弱、小動脈擴張，所以皮膚組織就泛紅；這種一時間反應的現象，試若較長時間的延續，負面是意識積習、人體組織僵化的生成。

人的喜怒哀樂狀態，長期點滴陳積的意識習慣，同步形成組織、小動靜脈的僵、硬化，或各種功能意識活

動使組織微循環受干擾，都是組織血流不是很順暢或阻滯的退化現象。

　　心性自覺修持深入組織層面，大小功能意識流相互干擾的靜定，化解意識僵化習性，各組織小動脈平滑肌舒鬆、氣血順暢外，在平時生活作息常態，交感神經很少是完全靜止的，因器官、組織的不同，或多或少的各有固定的交感神經活性存在。血管除了本身的肌張力之外，都受到交感神經某種程度張性、收縮的控制。所以靜坐時，全面性心意自覺狀態下，交感神經活性較平常「降低」、引發大小血管的張性舒放，組織微循環活絡。

　　靜坐越深入、心性越虛淨，覺性越清明、靈覺活潑，淨、虛引發的作用力越強、靜坐效益越佳。生機活絡先帶動身體溫度的上升，交感神經活性就又減弱，於是小動脈更擴張、微循環更活絡，代謝活絡因子效益啟動良性連鎖反應。這功能整合神經的神氣平順、組織恒定機制向上提升，細胞功能就隨著靜坐進程日漸恢復活潑，身體向健康、長壽方向發展。

　　又如在靜坐中，感覺有氣滯留在背部時，如用意、導氣要使之通過，這種用心、使意的結果，此處會越來越不通暢，因為用意干擾了內在自律的心性，形成不同層面的心意相互糾纏、阻滯。只要腦意自覺、不干擾，滯留部位組織自覺本然的舒解、自能化開；腦性歸覺、不指使自律神經活動是正道。

　　每次心性自覺修持時，無形中都在對潛在心意陳積

的清洗，歸覺等持不僅自然能夠靜下來，靜坐的內在狀況趨向寧靜的舒服感，內景傾向靜定清明發展，如腦內敏覺、自足的令人更樂於靜坐。

漸進歸合腦皮質根源，統合腦性明淨的向純覺活現時，也是禪宗的無相、無住的自性本然境界，六祖惠能大師的極樂淨土在今生；心性自覺靜坐自我改造，人人掌握健康、幸福人生。

靜坐在氣血活絡的發展，在人體內在代謝活絡因子本然活潑，過程的功能意識靜、澄，組織心意虛、淨渙化，生性阻礙的漸進清除、生命本能的發揮，細胞生性本然活潑、沒有神秘。

將靜坐回歸在身心自覺本然的認知上，使大家都能夠平易的心性自覺靜坐修持，在自律本能活絡、健康立場來看待靜坐；大家熟悉自我改造的自性內修過程；每一個人都可以輕易做好這自立強身的道家健康內修。

4. 靜坐開始

身心自覺、靜態養生方法，有靜站、靜臥或靜坐，站立不能久、靜臥易睡，在人體工學上，坐的姿勢是身心自覺內修的好形式，以靜坐內修為主。每個人身體柔軟度不一樣，靜坐姿勢也可以各異，以不影響脊髓神經通路貫通，與心血功能活動為主。

內修進程是意識狀態在影響生理狀態，心意歸覺的

靜澄、自律本然活絡發展；意識阻障的澄清進展，啟動了自律本能的代謝因子，細胞代謝量能提升，引動微循環活絡、心血管循環流暢的生機效應；與全身組織生機活絡發生關係，在意識靜、澄的不同狀態，不在靜坐的姿勢。

靜坐的心性本然養成，在於常時向外意識活動習慣，歸於內在心性自覺修持，歸覺於自性本然養成新習慣；過程中關係身心、意識澄清轉變，組織覺性清明演進，靜坐的姿勢，以不影響全身神經脈絡，大小血液循環的順暢，與組織體液擴散功用的生理原則，所以，坐姿需要符合生理自然、久坐的方法。

有些古來著述，要人坐姿成圓形、能量不外流，或如雙手規放、雙腳碰在一起，或五心向上……的許多坐姿教法，這些強調拘身、不能久坐，有違本然體姿非所提倡。

事實上，我們身體負離子能量與周遭環境間磁場，隨時本能的自然流通中，坐姿只要選擇符合自身本然、舒服的姿勢，少部分筋骨、肌群維持坐姿、耗氧就好，如背部肌群維持上身中正本然，或有腰、薦部的久坐酸痛等，在心性自覺狀態下內修的靜，不是不能動，可以調整姿勢。

靜坐是身心全面性、根本性自覺狀態，歸覺細胞活性本然的生理機轉，意識歸覺的自覺養成，功能意識靜、澄的改變，組織覺性清明、細胞敏覺活潑演化，迷

執意識清明、虛化，組織生性自律本然活潑；如用心、使意與坐姿、坐法強調是淪污。

為了自律本然的靜坐修行、意識澄清發展，以習學者自身柔軟情況，選擇自己年齡適合坐法、坐姿，大家熟悉的單盤、雙盤、散盤坐姿外，或如椅子上坐都可以。內修旨義在身心歸覺內修，盤坐、椅上坐的氣機啟動，上身周天或全身組織活絡的先後，終歸在細胞全面代謝活潑。內修之初在自覺入門養成，習學者自己體悟之。

若靜坐的時間拉長，也可以更換坐姿、坐法，如年紀較大的人，先以散盤坐前段，再改以椅上坐後段；或都以椅子上坐全程也可以，讓自己的身體漸進適應於選擇坐姿，能自覺的一門深入是正道。

(1) 坐　法

椅子上坐法，椅子高低與小腿等同，與大腿成 90 度的雙腿平放，舒服就好，坐穩、身體重心落實在坐位處，身體重量不壓迫到雙腿。

上身坐姿中正，頭、頸、脊椎到尾閭自然貫串，使腦、脊髓神經上下通順；坐下後先將腰薦部挺直，然後腰、薦部位鬆放的下落，脊椎最下三節椎骨的尾閭向前內含，關元部位與腰薦、脊髓上通頸部，脊椎中間神經元、腦幹貫串，微收下顎、頸椎鬆放，與腦中樞自然維持正直、通順；雙肩自然向前微含、自覺沉肩舒鬆，兩

椅子上坐法參考：

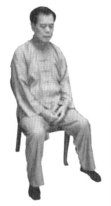

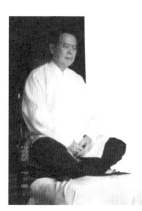

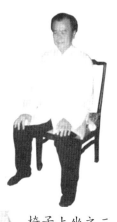

椅子上坐之一

椅子上坐之二

椅子上坐之三（加腳墊）

　　肘自然下垂、脊椎中正，周邊神氣自然能貫頂門；脊骨稍微挺直之後、再鬆放，腰部也不要受到壓迫，任、督二脈領域自然舒展狀態，逐漸養成此坐姿的習慣。

　　牙位自然咬合、輕扣，雙唇不張開；放棄一切雜念，心性自覺、心放下，心情自然平靜，即把向外活動意識歸根內含，歸於內在心性自覺修持，心性全面性放鬆、養成自覺新習慣。椅子上坐之三有一方便處，年紀較大的人，可以先以之三，散盤坐前段，再將墊椅踢開，改以椅上坐後段。

　　各種盤膝有單盤、雙盤、散盤等三種傳統坐法，坐墊高低依照自己比較舒服適合的方式選擇即可。

　　身心姿態要領與前項各點相同，身體重心歸在坐位處，不要壓迫到雙腿，自然輕鬆為原則，依自己選用的

散盤坐法參考：

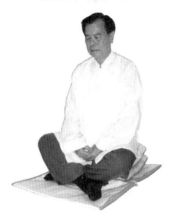

坐姿逐漸養成心性自覺習慣。

（2）身心調節

身心自覺養成，安心靜坐修持，大小循環、神經脈絡的氣血順暢，不受坐姿的壓迫、阻滯。靜坐的生機進展在意識狀態的改變，關係到起始的身心調節準備，向外意識習性內含、歸覺養成原則下，身心調理要領在體態，除了身體重心放在坐位上、坐穩落實，體重不壓迫到雙腿，上身自然中正之外；全身使控的神經、肌群、筋骨都在自覺舒鬆，即頭部、頸部、雙肩到手指頭，胸腰薦部內外、五臟六腑，都歸在各自組織自覺狀態，鬆而不懈的省覺修持。

落實座位，大腿、膝蓋到腳尖完全歸覺放鬆；內臟器官、顏面各感官組織，神經網絡整合於腦幹、統合於

腦中樞，各自歸根自覺修持；心性自覺、省知內含、腦心不外走，大腦中樞統合全身組織心性自覺修持。

內在自主功能意識、組織心性，整合於腦神經中樞自覺、調和，歸於大腦統合自覺；把心放下、無憂、無慮的一切不管，將腦內念慮、思緒閑放，不刻意維持不想，歸在腦性根源省覺；許多思緒、念慮都在產生的時候，不制止、不聯想、不守空也不助長，在念頭發生意根省覺等持，維持腦性自覺的讓其生息本然；歸覺真鬆、氣血活絡。

初期靜坐只求「不煩」，腦中許多思維、念慮存在是常態，不刻意去使其不念、或用意守空，這是佛家的「著空」，不自覺的「心二用」之警語，思想、念慮的生滅放開的歸根自覺，思緒、心意自然會逐漸澄清；道家以心不動、自在自覺的閑然狀態，不刻意維持靜、定，腦體感知、意根微微覺知的省覺維持就好。

以自然緩慢的深長腹式呼吸三次後放開，維持常時自然呼吸狀態不管；靜坐間，不要在意於呼吸活動中，不要刻意去調節呼吸氣進出。

靜坐之初先養成意識全面內含，常時身心向外意識活動習慣，改為全面維持意識內含，如各感官對外、向外在標的物感知習慣，改為在感官組織本體維持含蓄，其對外在標的物覺知依然；身心、內外功能意識內含，意識自覺是調心的主題。

身心向外意識內含，周邊自主功能整合於腦幹意識

自覺，慢慢的閉上雙目之後，腦中是何狀態，就自然維
持那種狀態，歸在大腦皮質生命統合中樞心性自覺；腦
幹生理功能整合中心，也是清醒與睡眠調節中樞，腦幹
功能意識自覺、不下頭，如呼吸相關功能組織，都在意
識自覺修持之中。

全身組織鬆而不懈的心性自覺，覺是生性本然狀
態，若腦幹整合組織心性自覺減弱時，容易傾向睡覺的
生理層面發展。此際，只須行深於大腦皮質統合自覺，
生命本然展現醒覺景象。

(3) 靜不下來開始

本節引述於我的另一部著作《道德經 · 生命解
秘》(參見靜坐內修法門 5-1. 小節)：

自古以來，由於對靜坐實質的不了解、認知不足，
使靜坐習學者，對「靜不下來」視為大問題，有許多靜
坐書籍在教人如何靜下來的方法，但都不容易讓人靜得
了，或靜不下來使很多人放棄了靜坐。

或如有用心、用念靜坐內修，意志力堅強的人，會
堅持一段時間，但是時間拉長還是靜不下來，磨掉了耐
心、坐不下去了，都有！靜不下來而放棄這可貴的靜坐
內修好處，或為了「靜下來」，用了很長很長的時間，
都沒有得到效果！

我們的內在意識，累積了成長過程的經驗知識資
料，包括了病痛記錄、喜怒哀樂痕跡，蘊存在我們感知

不到的隱在領域，形成了人的意識性格、性行習慣。

　　靜坐中感知到各種意識狀態，產生自這隱在意識性格領域，有如電腦 CPU 資料庫，人的意念形成之初是不自覺的，經細微感覺醞釀而逐漸顯明，到我們能夠感知腦內各種意念，逐漸顯現的明確意念現象，人的腦中現象如電腦的顯示器。

　　電腦螢幕畫面來自 CPU 資料庫深層，過程還有許多功能轉化，才能顯現於螢幕上；這隱在的功能意識、業障內層之後，才是細胞生命活動深層，都隱含在老子說「無」的層面；內在心意自覺、歸向組織心性、細胞的覺性修持，即本書歸覺內修的生命領域。

　　所以，對靜坐中求靜的任何方法、要領或做法，如用意、數息、唸特音求靜是「人心」，或用心意的不想、守空，佛家的「心二用」是「天心」，都在內外意識層面作為，到不了覺性本然的生命根基，自主功能隱在意識活動頻繁，靜不下來是常態。

　　常人的用心求靜，不但對「靜下來」沒有幫助，反而會對內層心意隱在，形成更多牽制、干擾與緊張，延續「靜下來」的狀態。

　　靜坐之中的「作為」，是隱、顯意識下工夫，所有耐心、執意、使之不亂，或想要、用心與專心一意，都是意識層面的求靜、求定，在隱、顯意識中做作，不但靜不下來還會產生不良反效果；靜坐不該從求靜、求定入手，用意、專心或專注的要靜、求定，趨向意識緊

張，已經走錯路了。

我們已經知道，腦意識裡的雜念、各種意識現象，來自腦內潛在層面五味雜陳積蘊，心猿意馬源自感知不到的潛在活動層面，常人開始靜坐、靜不下來是常態。

通常靜坐中有雜念是難免的，忌用方法求靜，也不是使意、專注等求定，都是使控用意識干擾內在意識，使隱在意識趨向緊張的結果。用意的空心靜坐，或專注制止雜念、用意不聯想是歧途，都將靜不來。

當能感知雜念叢生的存在，就知道雜念之後還有「感知主體」隱在，這「雜念」是「相」的一種，此時，趨向雜念根源若無的「感知主體」自覺，即在產生「雜念」根源之處自覺，歸根的「離念」、自覺不動的自然穩定，覺的省知本然加深，是靜坐的心性自覺開始。

靜坐是身心、內外功能意識同步，歸於組織心性自覺修持，全身周邊功能感官的使控意識放鬆、歸內在自主功能組織自覺；腦中各種意念放開，腦內思想、念慮不阻止，不延續，不聯想，不管一切的把什麼事都暫時放下，像閒然無事的歸於腦性自若狀態開始；腦中自在、已生意念虛放的維持現況，意念（有）不聯想，趨向意根覺性（無）的自覺，即老子的「常有、常無」一起、同步自覺狀態；「無」是微微的覺，無形也無象、能感知得到；覺是細胞的活力、生命力展現所在。

全身周邊感官、功能組織意識，經神經網絡整合

於腦幹，歸於大腦統合心性自覺等持，腦內念慮、思緒的靜澄，知情欲等意識舒解、渙化，混濁覺性本然的澄清，腦性漸漸清明發展。

這靜、定是自覺本然的清淨，內在各種意識流的靜澄，靜坐中的「靜」，如濁水的澄清是自然的結果；「靜」是潛層意識流動歸覺的穩定，意識本然澄淨的結果，「靜不下來」不是當問題來處理的。

靜坐要排除用意、用念，或對意識去下工夫的種種作為，若用意去運氣、導氣或守竅、練功，或如對意識去下工夫的求定、求靜，想著腦中的某部位或長期苦修，容易產生複雜的、對身心負面意識現象，也將導向不良的後果。

靜坐的方法，在常時可感知、可使控的各種意識活動放開，「離」心意的自覺狀態，如腦心念慮、不思、不想的「心不動」，這人身對外知見、意念都放開，在虛微省知內在心意自覺，即全身內外、隱顯功能、感官意識歸各自組織心性自覺，亦即腦組織統合全身組織自覺，經意識狀態穩定、渙化的舒解。這心意的虛、淨進程，也是覺性清明的純真發展；靜坐是心性自覺到細胞生命自覺的全程。

5. 老化意識的澄淨

常時意識積習活動，形成了身體組織僵、硬化不

等現狀，阻障了細胞生命力，體內某部位的細胞代謝日弱，功能退化、病變因子形成（參見 36 頁）。靜坐內修在體內各層面，意識自覺修持，深入組織心性的心意澄、淨化解，覺性徐清、阻障消除，解除了人體組織氣血阻滯，退化細胞代謝活潑、恢復健康。

始於內外功能意識自覺，歸組織整合於腦中樞心性自覺修持進程，如部位組織心意阻滯疏通，自律本然的代謝活絡因子啟動，部分組織體液的氣血活絡，微循環活潑、擴大，漸進引動心血循環提升血流，遍及全身功能的生機效應；組織氣血熱絡、細胞代謝活潑的發展。

覺性混濁意識的徐清，傾向生性純覺、靈明狀態，生命阻障的消除、生命本能發揮，也是在下節解說心性自覺靜坐內修旨義。

靜坐如盆栽澆水，意識形成組織僵化，如家裡盆栽的土壤硬化，內修如「盆栽澆水」！不明就裡的倒盡水瓢、澆水，沿盆土空隙流出盆外、水流滿地，根部的土質中心缺水，盆栽得不到充足水分、活不好！如緩慢的加入、澆水，讓水分滲透及於土壤全面，澆完了瓢裡的水，盆子底部才流出水滴來。盆栽根部土壤水分滲透充足時，盆栽鬚根活性本然，根部組織本能吸收水分、養分，盆栽活性盎然、活潑。

我們的身體周邊功能意識，整合於腦幹中樞意識自覺修持，如緩慢的盆栽澆水，部位功能意識的靜澄，組織代謝活絡因子啟動，微循環活絡、引動心血流動提

升，生理機轉的活絡全面開展；都在細胞生命本然的自覺修持進程。

意識自覺路徑，人體的身心活動，大腦皮質中樞統合全身組織心性作用，腦幹神經網絡中樞整合全身生理功能活動，於身心全面性、根本性意識自覺靜坐內修狀態下；靜坐的內在層面（參見 PART. 6-2），在大腦皮質統合心性自覺狀態之下，身體周邊各功能意識、組織心性，歸腦幹整合心意自覺時，顏面周邊的各感官組織心性同步歸腦神自覺之外；體內五臟六腑功能意識自覺，以胸腔、肚臍之上的腹腔，肚臍之下腹腔的下丹田，或小腹關元、會陰穴相關功能等，解說自主功能意識自覺，意識因子歸覺澳化修持。

腦幹整合在那個部位意識自覺，神氣、血氣就在那部位的官能組織本然活潑。是部位器官、功能意識自覺的紓解，官能組織血氣活絡修持如下：

●胸腔部位：

肺臟、呼吸功能意識自覺，心臟、肺臟相關功能健康的意識自覺；自覺貫串了心血循環、微循環修持，活絡全身組織領域的意識自覺狀態。

●肚臍之上的腹腔部位：

是胃、脾、胰臟相關功能健康的意識自覺，消化系統相關臟器意識自覺修持，也是肝、膽相關功能意識自覺，臟器組織健康、活潑修持之所在。

●肚臍下的腹腔、下丹田部位：

　　大小腸道蠕動意識自覺，病變食慾不佳、腸道蠕動提升飢餓感；或背根腎臟相關功能意識自覺修持，與小腹部位的生殖、泌尿系統，如膀胱、子宮、直腸等重要功能，海底穴部位相關功能意識自覺修持；是古來的水谷之海健康所歸。

　　上述部位，都是「任脈」領域的意識自覺，分區化解意識修持；與體神經分支端活動，四肢筋骨、神經脈絡意識活動，身體肌膚觸感意識相關組織，主導於髓海、骨意識自覺，在「督脈」領域意識自覺修持大範圍；內含了身體外皮組織、皮膚毛細孔，向外通透的透氣與汗腺等活動意識自覺修持。這些解說也是《內經靈樞・海論》的「髓海」、腦脊髓中樞，統合「氣海、血海、水谷之海」，意識自覺、四海貫通的全領域；供讀者自性體悟、自覺修持參考之。

　　自覺內修要領，在於身心全面自覺狀態下。腦幹的生理網絡整合中樞，整合身體周邊部位功能意識自覺時，是腦幹意識自覺貫串、覺的貫連整合；各官能組織意識因子的澄淨發展，如濁水的澄清、靜澄本然展現。

　　腦幹意識自覺的貫連、整合周邊部位意識自覺時，部位官能意識自覺狀態，組織自覺代謝活絡本然啟動，引導腦幹神經覺性就要「離」，回歸前節述及「腦意自覺不下頭」的腦幹意識自覺，讓周邊部位組織氣血活絡本能的加分；此際的靜坐要領，在大腦中樞皮質統合全身自覺狀態，如濁水靜澄本然發展。

　　這些內修經驗要領解說，貴在靜坐習學者，同步內修的自覺、自悟領會。

　　如眼睛是靈魂之窗，視神經將眼球受體訊息傳入大腦皮質中樞，靜坐在腦覺定淨狀態的時候，暗黑的內景展現青光亦即《黃庭經》「生紫煙」（上清章第一），產生紫光如煙的內景解說，或不同亮度的各種光芒內在景象，眼體自覺移轉、亮光消失。或如耳朵的聽覺，不隨外在聲響、向外走，前庭耳蝸神經、聽覺受體，感知耳內聲音，是組織循環與分子撞擊耳膜的聲響，可歸在耳內聲響根源自覺。

　　腦覺定淨時，能感知心跳與各處脈搏聲響；或如舌咽神經、顏面神經意識自覺，唾液腺活絡、吞嚥，引動消化系統官能自覺修持，體內腸胃消化相關組織氣血活絡的生機效益。

　　這唾液腺活絡、引申，即腦內各種腺體活潑同步，與各種激素循環血流活絡全身等等，內在層面現象的生機效應例述不完；靜坐的內景妙境如魚上鉤，由習學者自覺自在領會、經驗之。

　　細胞吃飽了、身體健康，眾生的意識活動、心性向外習性，形成組織僵硬化，靜坐內修，如盆栽土質硬化的翻鬆，農地深耕、作物自然豐收！

　　全身內外功能意識整合於腦幹中樞意識自覺時，自覺的一門深入，功能意識、組織心性自覺，直達全身細胞生命自覺修程；過程都在意識渙化、組織僵硬的化

解，全身組織氣血活絡、細胞代謝活潑。這心意歸覺的澄、淨，覺性徐清的傾向純覺、真鬆發展，細胞本能如植物鬚根吸收養分；效益在全身氣血活絡、物質擴散順暢的提升，細胞吃飽了、人體自然健康。

　　靜坐的自在人生，人人都在忙於工作、養家活口，如從事公司營利事業工作者，天天忙於賺錢過日子，年輕時以生命換金錢，年老以金錢換生命；年歲老化多病、花錢看醫生。

　　只要知解人體內修道理，化解老化意識、靜坐得健康，心性自覺的歸在生命本能化開，每天業務繁忙、辦公之餘，空間 2、30 分鐘的靜坐，或更短、多次的開時靜坐內修，如等機、坐飛機，隨時、隨地都可以靜坐。依緣本書提示的身心本然自覺入門，心性自覺靜坐修持，提升智能、身體健康，與事業經營相得益彰，人生自在與賺錢同步並進，勿須在金錢與健康的輪迴中過日子。

　　靜坐深入、效益越佳，組織心性展現了功能意識、隱顯活動，靜坐內修全程的效益，從意識、心性自覺漸進養成，新習慣、自覺深入內修時間較長，存在了，之前 80％的靜坐時間和努力，只得到了 20％的生機效益常態。周邊各種意識、心意歸組織的靜澄，腦心念慮、思緒自覺，歸意根的靜、定發展，所須靜坐時日較長，每個人的意識因數不等、老化程度不同，統合腦皮質心性自覺進展也會各異。

　　及於大腦皮質統合中樞的澄淨，覺性的清、明到純
覺活潑進展，及行深於統合腦性生命自覺之後 80％成
效，都在後期 20％時間和努力中產生。靜坐關係身體
老化意識的靜、澄、虛、淨全程，恆心、勤行靜坐內修
是真道，內修越深入、生機效益越佳！生命本能的全面
發揮，都在細胞生命自覺、胎息的重建時段！

6. 心性自覺內修

　　人體器官、功能組織心性活動，沿神經網絡整合於
腦幹、自主功能中樞組織；統合於腦皮質中樞組織、腦
性各種功能細胞。

　　進入心性自覺修程解說，在大腦中樞生命統合心性
自覺，沿腦幹網絡中樞整合全身器官、功能意識自覺，
傾向各器官、功能組織心性自覺進展；全身組織統合於
腦神經中樞心性自覺靜坐時程，化解組織心意阻滯、氣
血活絡，細胞代謝活潑的內修時段。

　　腦皮質中樞統合心性自覺，腦幹整合神經四通
八達、貫通中樞、周邊內外，顏面感官傳入的「腦神
經」，有直通大腦皮質組織中樞神經：

　　腦幹整合全身周邊，內外功能意識、組織心性自覺
狀態下，從顏面鼻腔的「嗅覺」，雙眼閉目的「眼球受
體」與耳內「聽覺」心性活動，神經纖維直接傳入腦皮
質中樞，是心性自覺「定、淨」修持，與「行深」內修

編號	名 稱	神經纖維	隱、顯功用解說
Ⅰ.	嗅神經	傳入	不是真神經，將嗅覺受體的訊息傳入皮質神經統合中樞。
Ⅱ.	視神經	傳入	不是真神經，將眼球受體的訊息傳入皮質統合中樞。
Ⅷ.	前庭耳蝸神經	傳入	耳內受體聽覺傳導。

捷徑。

　　各靈敏的感官歸皮質中樞自覺修持，都有各自不同的內景妙境，由靜坐習學者，到此修程自覺、體悟之。

　　人體細胞活力、覺性本然，若無的隱在常時心意活動狀態之中；在《道德經》以「有」解說「常人的意識活動現象」，相對以「無」表示細胞活性作用，「覺性本然」、生命力若無的「覺」；老子的「無為」法闡釋自覺修持。

　　大腦皮質組織統合心性自覺狀態，腦皮質中樞自覺、腦性的「覺」貫串全身組織細胞自覺修持；異於前述的「腦意識不下頭」，或用心、使意修持誤導。

　　人體神經系統快速的整合各官能系統；敏覺、靈活的神經細胞突觸，整合全身各官能組織、不同功能細胞作用，歸腦神經中樞細胞統合自覺修持，即全身組織心性作用，統合於腦中樞心性自覺狀態。

　　比較明覺、靈活的腦組織細胞，引導全身各官能

組織，不同功能細胞的節覺貫串，上下縱橫功用自覺修持；在大腦中樞統合覺性本然，下貫周邊各器官、功能組織心性自覺進展。

如內臟、自主功能的天心領域，各種臟器、功能組織，年歲退化或生機不活絡，在靜坐自覺的內省力漸漸提升，能感知部位官能組織不順暢，如部位組織傾向有點悶，或微微不明顯的酸痛感，微覺不舒服內在景象，是氣血有點通、有點不通的阻滯狀態，此際，腦中樞、道心與天心的自主功能領域互動，以統合腦中樞自覺，沿任脈自覺貫串全身內臟各部位自覺，各器官、功能組織自律活絡發展，或督脈領域，身體筋骨、脈絡與肌膚組織，自覺貫串修持的活絡全領域。

任脈的領域修持，靜坐內修胸腔部位，肺臟、呼吸相關功能心性自覺，歸覺清明、氣血活潑；或心、肺組織健康的自覺修持，也直接貫串心血循環、全身微循環的心性自覺進展。

肚臍上的胃、脾、胰臟組織健康的心性自覺，肝、膽相關功能組織健康的修持，與下單田部位的大小腸道、消化功能的健康自覺，小腹部位的生殖、泌尿重要功能健康的修持，已涵蓋了《內經》氣海、血海、水谷之海，內臟功能的全領域健康。腦神經「X. 迷走神經」的傳出、傳入，也是任脈的心、肺、胃、腸、大腸五分支纖維，副交感神經活動隱在如「賊」，《陰符經》以「天有五賊，見之者昌」比喻之。

　　靜坐中，任脈、五分支纖維官能熱絡感知，是內修明顯進展的好標示，靜坐的內修要點，在統合腦覺貫連各器官、功能組織自覺時，統合腦中樞的「覺」要「離」，腦神經突觸自覺、不主導，也不作用的自覺、自在（的離開），讓各器官、功能組織自覺修持；統合腦覺在哪部位，那部位的官能組織自覺本然活潑，氣血本能活絡、順暢發展。

　　督脈領域的自覺，在太極內修的神氣、「氣斂入骨」修程，也是《內經》「髓海」貫通氣海、血海、水穀之海；髓海通暢全身領域的四海順暢修為。在生理學上解說，腦中樞組織屏障的腦液，在頭部內在有一小洞直通脊髓，以腦、脊髓中樞名之；於靜坐的廣義上，督脈的髓海整合全身體領域自覺修持。

　　這裡的督脈領域，以中脈下行至腳掌湧泉的筋骨、大小脈絡，與身體的肌膚組織感觸，如皮膚細胞的毛氣孔通透、汗腺等功能意識自覺修持；內修要領如前，統合腦中樞自覺的「離」，讓筋骨、肌膚意識自覺，全身毛細孔透氣活潑，如莊子《養生主》的「緣督以為經」發展，上下組織全面性的心性自覺修持，傾向細胞覺性的清明、活潑展現。周邊組織氣血熱絡機轉，回饋統合腦中樞淨、定加分，顏面感官、腦內各種腺體活絡，靜坐傾向生命自覺、見道景象發展。

　　自覺的生活作息，在心性自覺靜坐內修之外，也能在日常作息生活中，維持身心含蓄內在心性自覺修習

養成，甚或靜坐中的自覺進展，也能擴及常時生活作息中，維持靜坐中的自覺狀態，對心意清明、生性活潑，深入生命自覺發展很有幫助。

　　各層面的心性自覺修持，是一段較長、有效的內修時程，生命力的覺性、自覺的定淨無形象，但是明覺本然、自在能省知。各章節或有複述、解說，對內修習學有幫助，也是本時段的詮釋貢獻。

　　心性自覺、歸覺清純發展，是心理改變生理機轉、深入細胞生性退化的漸進恢復，關係人體意識的老化因數不等，靜坐效益不容易顯見，只要開始靜坐，身體已在抗衰退、緩老化的修持中發展！

　　身心自覺直接在心性修為，使人的心境日漸穩定，憂、樂競逐看淡，遠離不良心意誘惑，或如不是想要的欲念產生，能從腦性根源自我調向自如。

　　意識趨向純清發展時，生理功能自然漸漸活潑，身心健康得到改善外，健全自在的人格能承受環境壓力，增進慈愛心懷、富同情心，使家庭幸福、美滿，與提升了人際關係的互動，是社會素質提升與進步的基石；都在知解靜坐內修、真知力行的昇華中，人體性行演化過程，很可貴的副產品。

7. 腦細胞活絡修程

　　我們的身體，全身組織心性整合於腦中樞，深入大

腦皮質統合區塊自覺修持，敏感的腦皮質細胞自覺、腦性清明進展，統合腦中樞定、淨的生命自覺，統合道性純覺活潑境地；與腦性靈覺活現的傾向全身細胞生命自覺，生命靈敏的智者展現，是自覺內修、細胞全面健康的靜坐全程。

　　本書旨要在抗癌康復，與防癌的動、靜內修，動的生命修為，與靜坐歸覺的生性本然活絡；靜坐已達腦細胞活絡時程，人體退化已在復健、自在生活作息境界。內修已在見道性的靈修、聖位途中，後段修程請參考我的靜坐著述，如《道德經　生命解秘》、《自性潛能顧健康》、《禪修得健康》，解說老子、如來與六祖惠能的禪修全程。

　　大腦生命統合隱在，展現了腦幹組構的交感、副交感神經網絡中樞，神經纖維遍佈全身、整合心性功用，與人的身心、功能意識活動現象；也是古來以任督二脈含概解說。如胸、腹腔內臟受體訊息，內臟官能組織功用、平滑肌群抑制，體內各種腺體活絡，源於歸腦幹延腦進出的「Ⅸ．舌咽神經」；已概括了古來內修的任脈領域，尚有部分海底部位的副交感神經，存在中脈、脊髓的薦部分支，在督脈網絡中，都整合於腦幹自主功能、統合於大腦生命中樞。

　　大家熟悉的生理知識，全身周邊臟器、自主功能意識活動，沿神經網絡、脊髓中間神經元整合於腦幹，展現了人的生理、心理功用，形成了人的身心外在、生活

作息活動現狀；都是腦幹中樞的生命自主功能的整合狀態。其後層，大腦生命統合中樞隱在，統合全身細胞作用的生命功用；這腦幹整合自主功能自覺修持，行深大腦皮質的生命統合內修，也是腦細胞活絡的靜坐體驗時程。

　　腦幹整合全身功能，內外生理、功能意識活動，歸於組織心性功用；常時工作的知、情、欲規劃，睡眠、休息等身心作息活動，內臟器官、自主功能機轉，或有生理病痛、心理症狀之外，與人的仁性、社性基因傳承，先天人倫意識整合，如自心規劃的「這個能做、那個不能做」制約文化，都在腦幹展現的功用狀態；這些常言的性行狀態，源於大腦生命深層、真我隱在；或如每天睡眠中的夢境，是腦幹睡眠中樞的制約機能在休息，存留在大腦智庫深層，「那個不能做」制約，或日常不如意的紀錄等潛在，符號化的貫連顯現於腦海中，醒來尚存在的印象，即是常人的夢境等現象。

　　腦心自覺開展的體驗，腦幹整合內外功能意識自覺，歸大腦生命中樞統合心性自覺狀態，腦內的念慮、思緒，漸進平息的靜、定發展，靜坐內景漸進清明、內省力提升，明覺感知內在生理狀態時，如年紀較大、視力明顯減退者，靜坐時，以雙眼組織、Ⅱ視神經，歸大腦中樞自覺修持，如靜坐內景的光絲顯現，下坐後的視力清明許多。或如以「Ⅷ. 前庭耳蝸神」自覺深入，聽覺不外走，緣耳膜撞擊聲響的根源、「無」的自覺修

持，進入靜坐生機活絡中，忽然有突破音聲，能感知聽覺明顯的改善，或如前面述及的，體內許多常時隱在聲音的顯現。

唾液、消化的生機，腦神經中有兩號神經纖維與唾液腺相關，「Ⅶ.顏面神經」吞嚥的唾液腺活絡，與「Ⅸ.舌咽神經」味蕾、腮下唾液腺，都能部位自覺、唾液源源產生；如在靜坐中，舌頭自覺、輕輕的攪動一下，或顎部自覺咬動一下，都同步形成唾液腺活絡，唾液是古來內修的金津，靜坐中的唾液腺活絡，也表示腦內各種腺體活潑的生機效應；當唾液吞嚥時，直接活絡腸胃道、消化功能活潑機轉，靜坐深入、內省力本然知見；現代醫療上有「唾液」是抗癌奇兵之說，古來「取津、下漑喉嚨神明通」（黃庭・內景33章），生津固本、氣足神靈的養生；人體組織生性活動一體，靜坐內修深入的敏覺，本能省知隱顯腺體、內外同步活絡的生機狀態。

可貴在自覺真道，前面靜坐效益的例述，供習學者舉一反三內修體悟之；內在心性自覺、歸覺清明，在生理恆定機轉，細胞活力的覺、若無隱在的活潑擴大，如《陰符經》的隱然合符發展；細胞活性、生命力解說沒有共同語言，人人的心意狀態不一樣，歸覺整合於腦中樞修持路徑，內在生理景象也各異，自悟、自覺深入的體驗，是靜坐習學者自身內修的正途。

靜坐在於修心養性，如腦性清明、活化腦細胞，腦

神經元突觸活潑，腦力更強、提高工作效益，常人提升智力、佛家長智慧；統合生命中樞的各種功能細胞純覺活潑，腦性靈明、自在，外於常時生、滅意象，自性本然、不染著，自在程度展現身心內在活力，才是自在人生境界的關鍵。

　　行深於生命統合中樞時程，腦中樞思緒「不動」自覺的定、淨，腦意根顯現之前，所有事物景象活躍清晰知見下，向大腦生命統合中樞，皮質細胞活絡感知時，即習者道性顯相標示；統合腦性純覺活潑，靈明感知的道性、生命之光反射，此際，維持腦皮質統合組織生命自覺狀態，內景顯現的身影自然穩定，即老子「外其身而身存」（《道德經》7 章）的說明，也是佛家的「圓滿報身」時程。道性顯相狀態已超越神經系統功能，在生命統合中樞純覺活潑，靈明活現的道性，整合周邊組織細胞，全面心性自覺修程出發。

　　統合生命中樞的自覺維持，顯現報身本然的穩定，腦性靈覺趨向周邊組織傳導，也是道性帶動天心自覺時程，報身對身體周邊各功能心性澄淨不會有阻礙或干擾；生命中樞道性靈明穩定，導引周邊心性自覺的心意虛淨，傾向生命自覺新時段，即古來《胎息經》解說的內修時程，也是佛家的「千百億化身」修程，人體細胞退化、生命本能恢復的靜坐時程；此際，細胞生性病症、生命病因，如癌症、糖尿病根的漸進消除，都在細胞生命自覺、道性德體的內修全程。

　　向全身細胞純覺活潑的「復歸於嬰兒」，即老子解說的健康狀態發展；這狀態也是《聖經》真我的靈性、先知的智慧，或禪修的靈明自性、統合腦中樞的真我；人體自覺內修開始，已在抗衰退、還老化途中，越早自覺修持、獲益越多；這些行深內修時程的提示，讓有緣靜坐者覺之、悟之，知解「道性德體」，勤而行之是真道！

人體內在修為，自主功能、心性功用，如台北夜空朦朧景象…
～生命量能隱在狀態～大家珍惜 自覺內修，見性如「天光」！

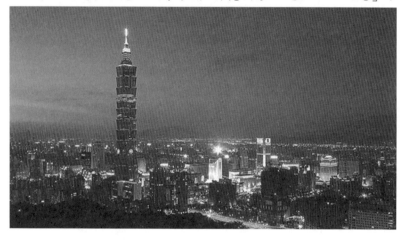

　　祝願 大家健康　平安

導引養生功

全系列為彩色圖解附教學光碟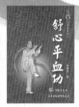

張廣德養生著作　每冊定價350元

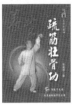 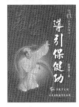 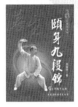 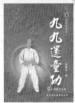

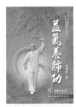 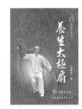 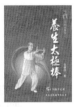 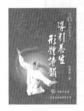 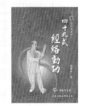

輕鬆學武術

太極跤

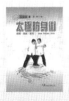 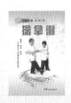 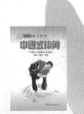 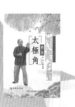

醫療養生氣功
 中國氣功圖譜
 少林醫療氣功精粹
 龍形實用氣功
 魚戲增視強身氣功
 道家玄牝氣功
 仙家秘傳祛病功

 少林十大健身功
 中國自控氣功
 醫療防癌氣功
 醫療強身氣功
 醫療點穴氣功
 中國八卦如意功
 正宗馬禮堂養氣功

 道家筋經內丹功
 三元開慧功
 防癌治癌新氣功
 鑑定與探索氣功修煉
 顛倒之術
 簡明氣功辭典
 八卦三合功

 朱砂掌健身養生功
 抗老功
 意氣按穴排濁自療法
 健身祛病小功法
 張氏太極混元功
 中國少林禪密功
 郭林新氣功

 太極
 現代原始氣功
 開脈太極
 溫養功
 太極內功養生法
 無極養生氣功
 小周天健康法

 易筋經
 洗髓經
 精功易筋經
 武當熊門七心活氣功
 手臂健身法
 養生導引術
 養生長壽功

 太極拳內功養生心法
 意拳
 養生要訣
 啟動自癒力
 洗髓經
 健身術
 道家太極棒尺內功

歡迎至本公司購買書籍

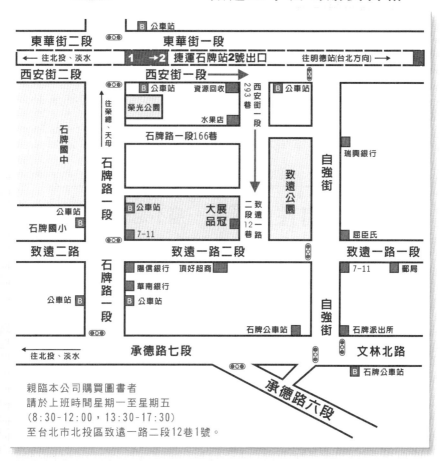

親臨本公司購買圖書者
請於上班時間星期一至星期五
(8:30-12:00，13:30-17:30)
至台北市北投區致遠一路二段12巷1號。

建議路線
1.搭乘捷運
　　淡水信義線石牌站下車，由月台上二號出口出站，二號出口出站後靠右邊，沿著捷運高架往台北
方向走(往明德站方向)，其街名為西安街，約80公尺後至西安一段293巷進入(巷口有一公車站牌，
站名為自強街口，勿超過紅綠燈)，再步行約200公尺可達本公司，本公司面對致遠公園。

2.自行開車或騎車
　　由承德路接石牌路，看到陽信銀行右轉，此條即為致遠一路二段，在遇到自強街(紅綠燈)前的巷
子左轉，即可看到本公司招牌。

國家圖書館出版品預行編目資料

生命的自性內修——癌不是絕症／趙憲民　編著
　　──初版──臺北市，品冠文化，2020〔民109.02〕
　　面；21公分──（壽世養生；34）
　　ISBN 978-986-98051-0-0　（平裝）
　　1.靜坐　2.養生　3.健康法
　　411.15　　　　　　　　　　　108021620

生命的自性內修——癌不是絕症

編　　著／趙　憲　民
責任編輯／艾　力　克
發 行 人／蔡　孟　甫
出 版 者／品冠文化出版社
社　　址／台北市北投區（石牌）致遠一路2段12巷1號
電　　話／(02) 28233123・28236031・28236033
傳　　真／(02) 28272069
郵政劃撥／19346241
網　　址／www.dah-jaan.com.tw
E-mail／service@dah-jaan.com.tw
登 記 證／北市建一字第227242號
承 印 者／傳興印刷有限公司
裝　　訂／佳昇興業有限公司
排 版 者／千兵企業有限公司
初版1刷／2020年（民109）2 月

定　　價／330元

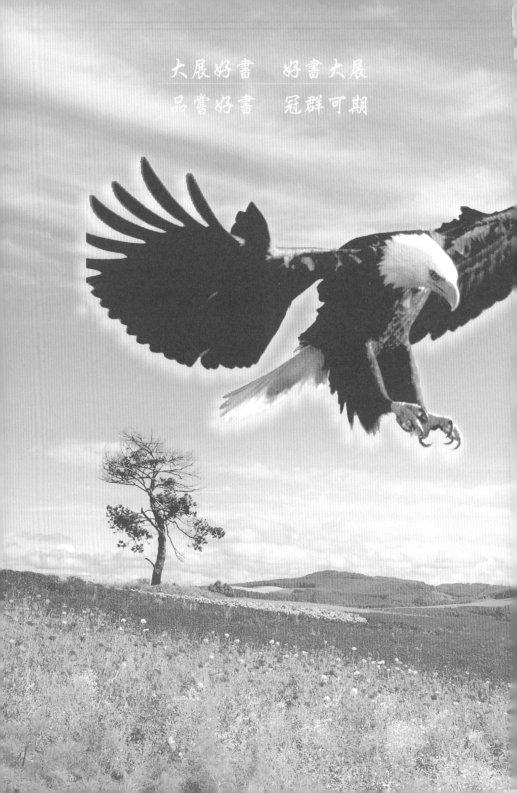

大展好書　好書大展
品嘗好書　冠群可期